高等职业学校"十四五"规划护理专业群新形态一体化教材

护理学导论

主　编　李燕飞　倪　超
副主编　杨　婷　周利容　杨　萍　褚江周
编　者　（以姓氏笔画为序）
　　　　丁绪娴　贵州护理职业技术学院
　　　　邓铭清　广东茂名健康职业学院
　　　　刘锦锦　安阳职业技术学院
　　　　李燕飞　广东茂名健康职业学院
　　　　杨　萍　仙桃职业学院
　　　　杨　婷　贵州护理职业技术学院
　　　　陆妃妃　广东茂名健康职业学院
　　　　林　姝　贵州护理职业技术学院
　　　　周利容　广东茂名健康职业学院
　　　　哈斯其木格　锡林郭勒职业学院
　　　　倪　超　常德职业技术学院
　　　　褚江周　四川城市职业学院

华中科技大学出版社
http://press.hust.edu.cn
中国·武汉

内 容 简 介

本教材是高等职业学校"十四五"规划护理专业群新形态一体化教材。

本教材共分为十一章,内容包括绪论、护理学的基本概念、我国医疗卫生体系、护士与患者、护理工作中的人际沟通、护理学相关的理论及模式、护理程序、健康教育、评判性思维和循证护理、多元文化护理和护理与法律等。

本教材可供护理、助产及其他相关专业使用。

图书在版编目(CIP)数据

护理学导论/李燕飞,倪超主编. —武汉:华中科技大学出版社,2023.1(2025.7重印)
ISBN 978-7-5680-8998-2

Ⅰ. ①护… Ⅱ. ①李… ②倪… Ⅲ. ①护理学-高等职业教育-教材 Ⅳ. ①R47

中国国家版本馆 CIP 数据核字(2023)第 010008 号

护理学导论
Hulixue Daolun

李燕飞 倪 超 主编

策划编辑:余 雯 周 琳
责任编辑:余 雯
封面设计:廖亚萍
责任校对:刘小雨
责任监印:周治超
出版发行:华中科技大学出版社(中国·武汉)　　电话:(027)81321913
　　　　　武汉市东湖新技术开发区华工科技园　　邮编:430223
录　　排:华中科技大学惠友文印中心
印　　刷:武汉市洪林印务有限公司
开　　本:889mm×1194mm　1/16
印　　张:9.75
字　　数:271千字
版　　次:2025 年 7 月第 1 版第 4 次印刷
定　　价:36.80 元

高等职业学校"十四五"规划护理专业群新形态
一体化教材编委会

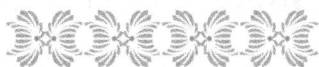

网络增值服务使用说明

欢迎使用华中科技大学出版社医学资源网yixue.hustp.com

1.教师使用流程

（1）登录网址：http://yixue.hustp.com （注册时请选择教师用户）

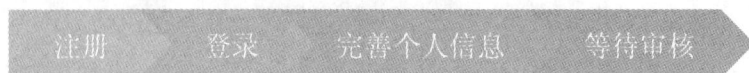

注册 → 登录 → 完善个人信息 → 等待审核

（2）审核通过后，您可以在网站使用以下功能：

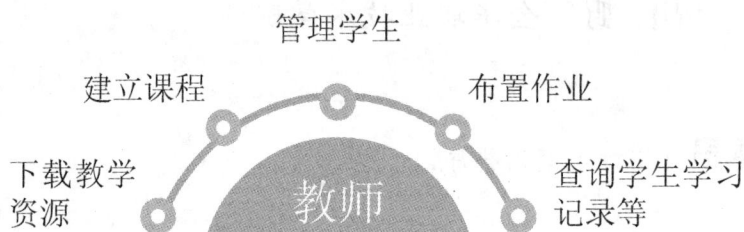

管理学生

建立课程　　　　　　　　　布置作业

下载教学资源　　　教师　　　查询学生学习记录等

2.学员使用流程

建议学员在PC端完成注册、登录、完善个人信息的操作。

（1）PC端学员操作步骤

①登录网址：http://yixue.hustp.com （注册时请选择普通用户）

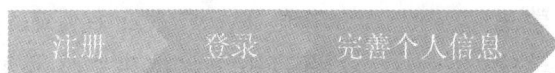

注册 → 登录 → 完善个人信息

②查看课程资源

如有学习码，请在个人中心-学习码验证中先验证，再进行操作。

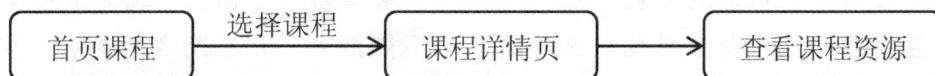

首页课程 —选择课程→ 课程详情页 → 查看课程资源

（2）手机端扫码操作步骤

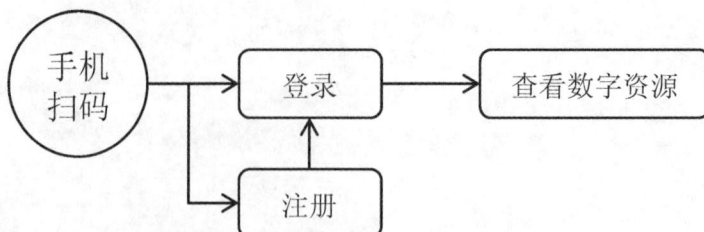

手机扫码 → 登录 → 查看数字资源
　　　　↓
　　　　注册 → 登录

前言

Qianyan

　　护理学导论是高职护理、助产专业的专业基础课程。通过本课程的学习,培养学生良好的职业素养,使学生具备现代护理理念、评判性思维、职业安全防护意识及法律观念,能够运用护理理论知识为护理对象提供高质量的整体护理。

　　本教材主要内容包括绪论、护理学的基本概念、我国医疗卫生体系、护士与患者、护理工作中的人际沟通、护理学相关的理论及模式、护理程序、健康教育、评判性思维和循证护理、多元文化护理、护理与法律等。

　　本教材的创新点有以下几个方面。

　　1.满足时代要求:本教材遵循"十四五"职业教育规划教材建设的总体思路,即"十四五"职业教育规划教材建设要深入贯彻落实习近平总书记关于职业教育工作和教材工作的重要指示批示精神,全面贯彻党的教育方针,落实立德树人根本任务,强化教材建设国家事权,突显职业教育类型特色,完善国家和省级职业教育教材规划建设机制。

　　2.努力改革创新:本教材立足实用性,从内容到形式上均努力改革,实现创新。本教材加入了"学习目标""知识链接""思维导图""目标测试"等模块,读者可通过扫描二维码进入数字资源库,方便快捷,资源丰富;同时根据最新教学和科研成果,更新和精心编排教材内容,夯实基础、突出重点、强调实用。

　　3.突出专业特色:本教材遵循护理、助产专业培养目标,以临床护理工作对专业人才知识、能力、素质的要求为指导思想,内容与护理岗位能力需求及国家护士执业资格考试大纲相对接,凸显专业特色。

　　在本教材的编写过程中,我们借鉴了相关著作及研究成果,同时也得到了各编者所在院校领导的大力支持和帮助,在此一并表示衷心感谢!

　　由于编者的水平和能力有限,书中不足之处在所难免,敬请专家、同行和广大读者批评指正。

编　者

前言

目录

Mulu

第一章　绪　论

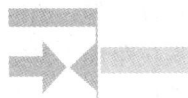

学习目标

1. 了解我国护士的资历要求及分类。
2. 熟悉国际和我国护理事业发展的重要事件。
3. 掌握南丁格尔对护理专业的主要贡献、现代护理学不同发展阶段的特点。
4. 学会查找资料,概括当代国际护理发展新趋势和 21 世纪我国护理发展的主要方向。
5. 树立正确的职业价值观。

案例导入

小李,某高职学校一年级护生,学习成绩中下。选择护理专业完全是因为父母认为学了护理专业找工作容易,小李虽然顺从父母的意愿,但内心有些郁闷,觉得护士工作就是伺候人,没有发展前途。

分析提示:

小李这种想法在学生中是比较有代表性的,产生的主要原因是受世俗观念的影响,对护理学和护理专业缺乏了解。为此,首先应从了解护理学发展的历史开始,进而引导学生理解护理学专业以及护理学发展的未来趋势,在此基础上激发学生对护理工作的热爱和维护人类健康的使命感。

护理学是以自然科学与社会科学为理论基础,研究有关预防保健与疾病康复过程中护理理论与技术的综合性应用学科。随着社会的进步、科学技术的发展、人民生活水平的提高以及人们对健康需求的增加,护理学专业也在不断地深入和发展。

第一节　护理学发展概况

护理是人类生存的需要,自从有了人类,就有了护理活动。护理活动从对个体实施简单的生活照顾,转变为视个体为生理、心理、社会等多种因素构成的开放性有机整体,以科学理论为依据提供生理、心理、社会等全面的帮助和照护。护理实践活动的变化与人类文明进步密切相关。护理学的发展经过了漫长的历史时期,了解护理学的发展、形成过程,对促进护理学发展有着重要的意义。

一、世界护理学的发展

(一)人类早期的护理

1. 公元前的护理　谋求生存、繁衍后代是人类的本能。人类在长期与自然环境作斗争以及对人的生、老、病、死处理的过程中,逐渐认识到食用生食与熟食的利弊,体温高热时用冷水喷洒可降温,外伤后用溪水冲洗并包扎可防止感染,用按压的方法可止血,用热敷或按摩可减轻疼痛等。当时所采取的护理方式主要是自我保护式、互助式、家庭式,在实践中积累了与疾病抗争的丰富经验,取得了一定的实效。公元前西方护理学的发展具有代表性的是古埃及、古希腊、古罗马和古印度。

(1)古埃及:古埃及是世界古老的文明国家之一。公元前 3000 年,查脱医生提出了王室尸体的埋葬法——防腐保存法,即木乃伊的制作。在此影响下,人们逐渐对人体进行研究,尝试着应用各种草药、动物及矿物质制成丸、膏等制剂来治疗疾病,用一些简单的方法对伤口进行包扎、止血,对患者进行催吐、灌肠以净化身体等。但当时大多数人还是没能对疾病有正确的认识,治疗疾病及处理伤痛的主要方法仍然是用巫术或魔术等手段。

(2)古希腊:医学之父希波克拉底(Hippocrates)破除了宗教迷信,将医学引入科学发展的轨道,强调从事医疗的人应以观察、诊断、记录等方法探求疾病的原因,然后对症治疗,创造了"四体液病理学说",教会人们应用冷、热泥敷疗法等。希波克拉底在公元前起草的《希波克拉底誓言》至今仍被许多国家尊为医学道德的典范。

(3)古罗马:盖伦(Claudius Galenus)是古罗马时期最著名、最有影响的医学大师,他被认为是仅次于希波克拉底的第二个医学权威人士。盖伦是著名的医生和解剖学家,他一生专心致力于医疗实践解剖研究、写作和各类学术活动。在他的影响下,古罗马人开始注意环境和个人卫生保健,如供应清洁的饮用水、修建浴室、修建大型的体育场所等,这一时期可以视为预防疾病及促进健康的早期护理阶段。

(4)古印度:公元前 1600 年,在古印度婆罗门教的经典《吠陀经》中记载了道德修养及医疗行为的准则,要求人们注意公共卫生及良好的卫生习惯,并叙述了医药、外科及预防疾病等方面的内容。统一印度的国王阿索卡(Asoka)按照佛教的教义建立了 18 所东方最早的医院并兼设医学院,培养医护人员。他重视疾病的预防,成立了类似于现在的健康治疗小组,成员包括医生、护士、药剂师等,每个人的职责分明,共同承担预防及治疗疾病的任务。当时由于妇女不能外出工作,只能由男性承担护理工作,这个时期的男性可以视为最早的"护士"。对这些男护士的要求是身体健康、善良勤劳、忠于职守,具有药物常识、营养常识,能备餐,能维护患者的清洁,能满足患者的需要,顺从医生等。

2.公元初期的护理 自公元初期基督教兴起后,开始了教会对医护工作一千多年的影响,这个时期没有真正意义上的护理。当时的护理工作带有很强的宗教色彩,主要以基督教会的宗教意识来安排及组织护理活动。从事护理工作的主要是修女,她们没有接受过正规的护理训练,但她们出于对宗教的热爱,本着济世救人的宗旨,认真地照顾老、弱、病者,这个时期可以视为以宗教意识为主要思想的护理阶段。

公元 400 年,在基督教会的赞助下,许多医院、救济院、孤儿院、老人院等慈善机构相继建立,主要由女执事负责护理工作。在这一时期对护理工作产生重大影响的是希腊的菲比(Phoebe)女士,她率先组织修女建立护理团队从事护理工作,使护理进入了简单的组织化、社会化阶段。

(二)中世纪的护理

中世纪护理的发展主要受到宗教与战争的影响。在欧洲,由于连年的战争,伤、病者增多,传染性疾病蔓延,致使死亡人数不断增加。为此,许多国家的修道院设立了收容所,主要由修女向孤儿,老、弱、伤、病者提供护理。与此同时,各地的医院也应运而建,但大多数医院条件都很差,无论是内科、外科疾病,还是传染科疾病,所有的患者都混杂在一起。负责护理工作的大部分是修女,她们缺乏医学护理知识,并且没有足够的护理设备,凭着慈爱之心帮助护理对象整理床铺、喂饭、洗漱、排泄等。此阶段的护理者仅能给护理对象实施简单的生活护理。

（三）文艺复兴时期的护理

文艺复兴时期，由于受到文艺复兴、宗教改革及工业革命的影响，文学、科学、艺术等领域都有了很大的发展及进步。其中在医学领域，具有代表性的是比利时的维萨里（A. Vesalius）医生，他写出了第一部人体解剖学医书；英国的威廉·哈维（William Harvey）发现了血液循环的原理。从此，近代医学开始朝着科学的方向发展，并逐渐演变成为一门独立的学科。而在护理方面，由于宗教改革，修女不能留在医院或其他医疗场所继续照顾患者，取而代之的是一些素质较低的妇女，她们主要是为解决生活问题而寻求一份工作。她们既没有接受过专业的培训，也没有护理方面的工作经验，而且缺乏对患者的爱心和责任感，导致护理工作质量下降并停滞在中世纪的状态，护理事业进入了长达 200 年的黑暗时期。

（四）近代护理学的诞生

19 世纪前叶，随着医学的不断发展，对护理工作的要求也发生了变化，认为护理工作者应接受相应的培训。1836 年，德国牧师西奥多·弗里德尔（Fliendner）在凯撒斯韦特（Kaiserswerth）建立了世界上第一个较为正规的护士训练班。南丁格尔曾在此处接受过护理培训，之后她一直从事护理工作并成为历史上最负盛名的护理工作者，被尊为现代护理学的鼻祖。

19 世纪中叶，南丁格尔首创了科学的护理专业，使护理学逐步走上了科学的发展轨道及正规的教育渠道。国际上称这个时期为南丁格尔时期，这是护理学发展的一个重要转折点，也是近代护理学的开端。

弗洛伦斯·南丁格尔（Florence Nightingale）1820 年 5 月 12 日出生于意大利的佛罗伦萨。其家庭是当时英国的名门贵族，她从小受到良好的教育，长大后进入大学学习，有较高的文化修养，精通英语、法语、德语，在活动及慈善工作中，她认识到了护理工作的重要性，萌发了从事护理工作的想法，1837 年，她在日记中写到"我听到了上帝在召唤我为人类服务"，她所写的"为人类服务"便是为患者提供护理服务，但当时在英国从事护理工作的主要是一些没有文化知识的、为了生计的贫困妇女，护理被认为是一种低微的工作，受到社会上流阶层的鄙视。南丁格尔不顾家庭的阻挠和社会的舆论，前往法国、德国、希腊等地考查这些国家的护理情况，以充实自己的阅历。她学习有关护理知识，积极参加一些医学社团关于社会福利、儿童教育及医院设施的改善等问题的讨论。1850 年，她只身去德国的凯撒斯韦特参加护士训练班，学习护理专业知识。1853 年，南丁格尔又去法国学习护理组织工作，回国后，她被任命为英国伦敦妇女医院的院长。她提出医院应给予患者一个空气新鲜、安静、整洁、舒适的环境，此举措使医院的护理工作发生了很大的变化，取得了良好的效果。

1853 年，英国、法国等国与俄国之间爆发了克里米亚战争，英军的医疗设备及条件非常落后，当时在战场上浴血奋战的英国士兵由于得不到合理的救护，伤员的死亡率高达 50%。这些情况被新闻媒体披露后，引起了英国朝野及社会群体的极大震动。南丁格尔也因此向英国陆军大臣提出申请，表示愿意前往战地救护伤员。获得批准后，南丁格尔带领 38 名护士，顶住前线医院人员的抵制，克服重重困难，凭着对护理事业执着的追求和远大的抱负，赢得了医院管理者及军医们的认可，允许她们参与对伤病员的救护。

南丁格尔在前线医院的工作中利用自己的声望及威信，向社会募集资金，并用募捐得到的 3 万英镑为医院添置药物及医疗设备；大力改善医院病房的通风、采光、清洁卫生等状况；调整伤病员的饮水及膳食；为伤病员清洗伤口，对所用物品进行清洁消毒；关心伤病员的心理状态，为他们书写家信，使伤病员得到了精神慰藉；建立护士巡视制度，护士夜以继日地工作，帮助伤病员解除身心痛苦。南丁格尔常在夜里手提油灯巡视病房，细心地照料伤病员。她爱护伤病员的精神深深地感动了他们，士兵们称南丁格尔为"提灯女神"。在她所率领的护士团队的努

NOTE

力下，仅半年时间，伤病员的死亡率就由 50% 下降到了 2.2%。消息传出后，不仅震撼了全英国，而且也改变了人们对护理的看法。经过克里米亚战争的护理实践，南丁格尔更加坚信护理是一门科学，并将自己的一生奉献给了护理事业，她终生未嫁，于 1910 年 8 月 13 日逝世，享年90 岁(图 1-1)。

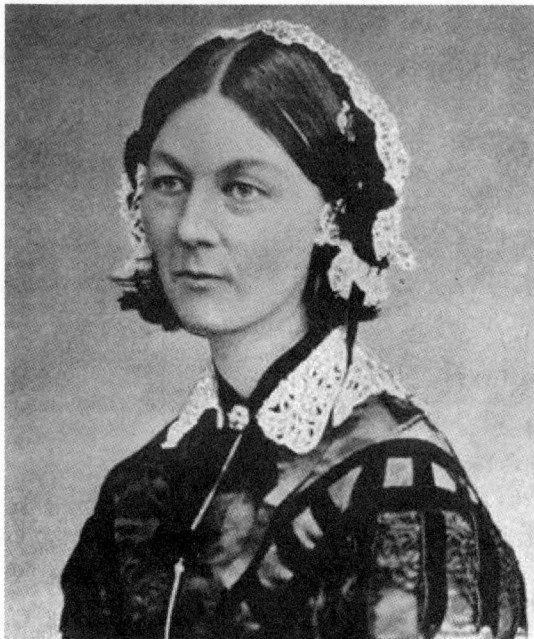

图 1-1　南丁格尔

南丁格尔对护理学发展的贡献可归纳为以下几个方面。

(1)为护理向科学化方向发展奠定基础:南丁格尔认为护理是一门科学,具有组织性及务实性。她阐述了护理学的概念,确定了护士的任务,提出了护士应重视患者的生理及心理护理,发展了其独特的护理环境学说。同时,在她的努力下护理逐渐摆脱了教会的控制及管理而成为一门独立的职业。南丁格尔提出的护理理念为现代护理的发展奠定了基础。

(2)著书立说,阐述护理思想:南丁格尔一生写了大量的日记、书信、札记和论著。她阐述了对医院管理及建筑方面的构思、意见及建议;分析了环境、个人卫生、饮食等对人体健康的影响;强调了医院环境的重要性,护士应为患者提供适宜的住院环境;注意个人卫生,合理膳食;护士应细心观察患者的病情变化,帮助患者减轻病痛。其中最著名的是《医院札记》及《护理札记》,这两本书出版后,在很长时间内被视为各国护士必读的经典护理著作,并成为护士实践的指南。

(3)致力于发展护理教育:南丁格尔坚信护理工作是一门正规的职业,必须由接受过正规训练的护士担任。1860 年,南丁格尔在英国伦敦的圣多马医院创办了世界上第一所正式的护士学校。她的办学宗旨是将护理作为一门科学的职业,采用新的教育体制及方法培养护士,为正规的护理教育奠定基础。其办学模式、课程设置及组织管理模式为世界各地建立护士学校奠定了基础,有力地促进了护理教育的迅速发展。

(4)创立科学的护理管理制度:南丁格尔首先提出护理要采用系统化的管理方式,强调在建立医院时必须先确定相应的政策,使护士担负起对患者的责任,并要适当授权,以充分发挥每位护士的潜能。规定护士必须接受过专门的培训才能上岗。在护理组织的设立上,要求每个医院必须设立护理部,并由护理部主任管理护理工作。制定医院设备及环境方面的管理要求,有效地提高了护理工作效率及护理质量。

NOTE

（5）强调护理伦理及人道主义护理观念：强调护士在工作中必须尊重患者，对所有的患者应做到不分信仰、种族、性别及贫富，给予患者必需的护理。

南丁格尔对护理事业的发展做出了极大的贡献，为表彰南丁格尔，国际护士会将每年的5月12日定为国际护士节，并成立了南丁格尔国际护士基金会，此基金会主要为各国的优秀护士提供继续学习的奖学金。在南丁格尔逝世后的第二年，国际红十字会正式确定颁发南丁格尔奖，这是国际护士的最高奖项，每两年颁发一次。我国从1983年开始参加第29届南丁格尔奖的评选活动，至2021年已经有83人获奖。

知识链接1-1

我国南丁格尔奖获奖者典型事迹

中国历届南丁格尔奖获奖者名单汇总（截至2021年）

第29届（1983年）王琇瑛

第30届（1985年）梁季华、杨必纯、司堃范

第31届（1987年）陈路得、史美黎、张云清

第32届（1989年）林菊英、陆玉珍、周娴君、孙秀兰

第33届（1991年）吴静芳

第34届（1993年）张水华、张瑾瑜、李桂英

第35届（1995年）孙静霞、邹瑞芳

第36届（1997年）汪塞进、关小英、陆冰、孙芙蓉、黎秀芳

第37届（1999年）曾熙媛、王桂英、秦力君

第38届（2001年）吴景华、王雅屏、李秋洁

第39届（2003年）叶欣、钟华荪、章金媛、梅玉文、巴桑邓珠、李琦、陈东、李淑君、苏雅香、姜云燕

第40届（2005年）刘振华、陈征、冯玉娟、万琪、王亚丽

第41届（2007年）聂淑娟、陈海花、丁淑贞、泽仁娜姆、罗少霞

第42届（2009年）王文珍、鲜继淑、杨秋、潘美儿、张桂英、刘淑媛

第43届（2011年）吴欣娟、陈荣秀、孙玉凤、姜小鹰、赵生秀、索玉梅、陈声容、张利岩

第44届（2013年）蔡红霞、成翼娟、林崇绥、王海文、王克荣、邹德凤

第45届（2015年）杜丽群、宋静、王新华、邢彩霞、赵庆华

第46届（2017年）李秀华、杨辉、杨惠云、杨丽、殷艳玲、游建平

第47届（2019年）李红

第48届（2021年）成守珍、胡敏华、脱亚莉

知识链接1-2

南丁格尔誓言原版（英文版）

南丁格尔誓言（中文版）

余谨以至诚，

于上帝及会众面前宣誓：

终身纯洁，忠贞职守。

NOTE

勿为有损之事，

勿取服或故用有害之药。

尽力提高护理之标准，

慎守病人家务及秘密。

竭诚协助医生之诊治，

务谋病者之福利。

谨誓！

（五）现代护理学的发展

随着社会的进步,医学的发展,各国护理教育层次和水平不断提高,护理学也逐渐拥有了独特的理论和模式,从护理学的临床实践与理论研究来看,主要经历了以疾病为中心、以患者为中心和以人的健康为中心的三个发展阶段。

(1)以疾病为中心的阶段:自从19世纪中叶南丁格尔创办了世界上第一所护士学校之后,护理开始向专业化发展,逐渐摆脱宗教和神学的控制,各种科学学说纷纷建立,生物医学模式形成,揭示了健康与疾病的关系,认为疾病是因细菌或外伤引起的机体功能或结构的异常,一切医疗活动都围绕着疾病进行,从而形成了以疾病为中心的医学指导思想,也成为指导和支配护理实践的基本观点。

此阶段的护理特点:①护理已成为专门的职业,护士必须经过专业的培训才能上岗;②护理从属于医疗,护士是医生的助手;③护理工作的主要内容是执行医嘱和完成护理常规;④护理教育类同于医学教育,课程内容中护理所占比例少,未能体现护理特色。

(2)以患者为中心的阶段:随着社会科学和系统科学的发展,到了20世纪中期,人们对健康与生理、心理、环境的关系有了新的认识。1948年,世界卫生组织(WHO)提出了新的健康定义,扩大了对健康的研究与实践的领域。1955年美国的护理学者莉迪亚·海尔首次提出了"责任制护理",主张按"护理程序"的方法为护理对象实施整体护理,使护理有了科学的工作方法。1977年美国医学家恩格尔提出了"生物-心理-社会医学模式",在这一观念的指导下,护理模式发生了根本性的变革,由"以疾病为中心"转向"以患者为中心"。

此阶段的护理特点:①强调护理是一门独立的学科,护理专业的理论基础逐步建立;②医护双方是合作伙伴;③护理工作的主要内容不再是被动执行医嘱和完成护理常规,而是对患者实施身体、心理、社会等全方位的整体护理;④护理教育开始摆脱类同医学教育的课程内容设置,建立以患者为中心的护理教育和临床实践模式。

(3)以人的健康为中心的阶段:继以患者为中心的阶段之后,由于社会经济的快速发展,科学技术的不断提高,传统的疾病谱发生了很大的变化,以往的由细菌引起的威胁人们健康的疾病得到了有效的控制,而与人的行为、生活方式相关的疾病如心脑血管病、恶性肿瘤、糖尿病、意外伤害、精神疾病、艾滋病等却成为现行威胁人们健康的主要问题。1977年,WHO提出了"2000年人人享有卫生保健"的战略目标。1980年美国护士协会(ANA)提出了护理的简明定义:护理是诊断与处理人类对现存的或潜在的健康问题的反应。这无疑对护理工作的发展产生着显著的推动作用,使护理工作向着"以人的健康为中心"的方向迈进。

此阶段的护理特点:①强调护理学是现代科学体系中一门独立的、综合的应用科学;②护士不仅是医生的合作伙伴,而且具有多种角色功能;③护理工作的内容从对患者的护理扩展到对人的生命全过程的护理;④护理工作场所从医院扩展到社区和家庭,护理对象从个体扩展到群体;⑤护理教育的体制不断完善,重视继续教育和高等教育,并有扎实的护理理论基础和良好的科研条件。

二、中国护理学的发展

(一)中国古代护理

中国古代护理在祖国医学中早已存在,长期以来一直保持着医、药、护不分的状态,有关护理理论和技术的记载甚为丰富,护理寓于医药之中。在中医理论中,强调"三分治,七分养",其中的"养"即为护理。在我国最早的医学经典著作《黄帝内经》中系统地总结了古代医学成就和护理经验,如其中记载的"肾病勿食盐""怒伤肝""喜伤心"等阐明了疾病与饮食调节、精神因素的关系;东汉名医张仲景发明了药物灌肠术、舌下给药法、人工呼吸等;唐代杰出的医药学家孙思邈所著的《备急千金要方》中宣传了隔离知识,提出"凡衣服、巾、栉、枕、镜不宜与人同之"的预防观点,同时还首创了细葱管导尿术;宋代名医陈自明所著《妇人大全良方》中对孕妇产前、产后护理提供了很多宝贵资料,此外有关口腔护理的重要性和方法也有记载,如张杲《医说》"早漱口,不若将卧而漱,去齿间所积,牙亦坚固"等;明代巨著《本草纲目》的作者李时珍,是我国著名的医药学家,他看病时兼给患者煎药、送药、喂药;明清时期瘟疫流行,胡正心提出用蒸汽消毒法处理传染病患者的衣物,当时还流行用燃烧艾叶、喷洒雄黄酒消毒空气和环境。

(二)中国近代护理

1.西方护理的传入及影响 中国近代护理的发展是从鸦片战争以后开始的。当时的医院环境、护士的服装、护理的操作规程及护士学校的教科书等都带有浓厚的西方色彩。

1835 年,英国传教士巴克尔(Parker P)在广州开设了第一所西医院。两年后,这所医院以短期训练班的方法培养护士。1884 年,美国妇女联合会派到中国的第一位护士麦克奇尼(Mckechnie)在上海妇孺医院推行了南丁格尔护理制度。1888 年,美国约翰逊(Johnson E)女士在福州成立了中国第一所护士学校,为中国培养了最早的护士。此后,中国的一些城市也相继开设了护士训练班或护士学校,毕业后的学生进入医院,逐渐形成了我国护理专业队伍。

2.中国近代护理的发展 1909 年,中国护理界的群众性学术团体——中华护士会在江西牯岭正式成立(1936 年改名为中华护士学会,1964 年改名为中华护理学会)。学会的主要任务是制订护理教学计划,编译修订教材,办理全国护士学校的注册,组织全国护理人员统一毕业会考和颁发执照,编辑出版护理书籍等。1920 年,北京协和医学院开办高等护理教育,学制 4年,对毕业生授予学士学位。1922 年,中华护士会加入国际护士会,成为国际护士会的第 11个会员国,取得了国际间护理学术交流的平等地位。1934 年,教育部成立护士教育专门委员会,将护士教育定为高级护士职业教育。该委员会制定了护理教育课程设置标准、教材大纲等,并要求全国护士学校向教育部办理相关的登记手续。

(三)中国现代护理

1949 年后,中国的卫生事业有了很大发展,护理事业也得到了迅速发展。特别是在党的十一届三中全会以后,人们对健康的需求不断提高,更加促进了中国护理事业的蓬勃发展。

1.护理教育

(1)多层次的学历教育:1950 年第一届全国卫生会议在北京召开,此次会议对护理专业教育进行了统一规划,将护理专业教育列为中等教育范畴,规定了护士学校的招生条件,成立了教材编写委员会,出版了 21 本相关的护理专业教材。此后,国家培养了大批中等专业护士。

1966—1976 年护理教育受到严重影响,全国几乎所有的护士学校均被停办、解散或被迁往边远地区,校舍及各种教学仪器设备遭到破坏。直到 1979 年,中断教学的护士学校才陆续恢复招生。

1983 年,天津医学院招收了首届学士学位的 5 年制本科护理专业学生。1984 年,教育部与卫生部联合召开会议,决定在全国高等医学院校中增设护理专业,恢复高等护理教育。此

NOTE

后,全国一些医学院校相继设立了护理本科专业。1992年,北京医科大学、上海第二军医大学开始护理学硕士研究生教育。2004年,上海第二军医大学开始护理学博士研究生教育。至此,我国的护理教育层次基本完善。截至目前,我国开办护理博士研究生教育的院校有22所,开办护理硕士研究生教育的院校有65所,开办护理本科教育的院校有200多所,开办护理专科教育的学院有300多所,护士队伍从以中专为主体转向中专、大专、本科、硕士、博士多层次教育的方向发展。

(2)岗位教育及继续教育:自1979年以来,各医疗单位陆续对护士进行了岗位教育。教育手段主要采用邀请国内外护理专家讲课,选派护理骨干到国内外先进的护理院校或医院进修学习及组织编写有关教材供广大护士学习。

1987年,国家教育委员会、国家科学技术委员会、国家经济委员会、国家劳动人事部、国家财政部及中国科学技术协会联合发布了《关于开展大学后继续教育的暂行规定》。之后人事部又颁发了相应的文件,规定了继续教育的要求。1996年卫生部继续医学教育委员会正式成立,1997年卫生部继续医学教育委员会护理学组成立,标志着我国的护理学继续教育正式纳入国家规范化的管理。

1997年,中华护理学会在无锡召开了继续教育座谈会,制定了护理继续教育的规章制度和学分授予办法,使护理继续教育更加制度化、规范化及标准化。

2. 护理管理　1950年,各医院开始实行科主任负责制,曾一度取消了护理部,护理质量随之下降。1960年,恢复护理部对医院护理工作的管理,但在1966—1976年,又再次取消了护理部,取消了医护分工,提倡"医护一条龙"等错误做法。各医院护理管理不到位,护理质量得不到满意的效果。从1979年开始,卫生部加强了对护理工作的管理,1986年卫生部召开了全国首届护理工作会议,会后公布了《关于加强护理工作领导理顺管理体制的意见》,其中对各级医院护理部的设置做出了具体而明确的规定。各级医院健全完善了护理管理体制,由护理部负责护士的培训、调动、任免、考核、晋升及奖励等,提高了护士的素质,保障了护理质量。

1979年,卫生部在《卫生技术人员职称及晋升条例(试行)》中规定护士的主要专业技术职称分为护理员、护士、护师、副主任护师、主任护师五级,使护理专业人员具有完善的晋升制度。

1993年3月,卫生部公布了《中华人民共和国护士管理办法》,该办法的实施使中国有了较完善的护士注册及考试制度。1995年6月25日,全国开始了首次护士执业考试,考试合格者发给执业证书方可申请注册,使中国的护理管理逐步走上了标准化、法治化的管理轨道。《护士条例》于2008年1月23日国务院第206次常务会议通过,自2008年5月12日起施行。

3. 临床护理　自1950年以来,我国临床护理工作一直受到传统医学模式的影响,实行的是以疾病为中心的护理服务。护士主要在医院从事护理工作,医护分工明确,护士为医生的助手,处于从属的地位;临床护理规范是以疾病的诊断及治疗为中心而制定的。1979年以后,由于加强了国内外的学术交流及医学模式的转变,护士积极探讨以患者为中心的整体护理。同时护理的范围也不断扩大,护士开始在社区及其他的卫生机构实施护理服务。1987年,在美国护理专家的帮助下,我国江苏等地的一些医院引入了责任制护理和护理程序。在责任制护理中,要求责任护士用护理程序的科学方法对患者从入院到出院进行全面的整体护理,但随后由于种种原因责任制护理未能持续有效地开展下去。20世纪90年代以后,随着对外交流日益频繁,整体护理思想迅速引入我国并在各地医院展开试点和实践。至此,以患者为中心,实施整体护理的改革在我国逐步展开。

4. 国内外护理学术交流　随着我国改革开放政策的实施,美国、加拿大、澳大利亚、日本、泰国、新加坡等国家的护理专家纷纷来华讲学或进行学术交流。各高等院校的护理系或学院也加强了与国外护理同仁的学术交流。国家及地方的医学院校或医疗机构,每年选派一定数量的护士去国外进修或攻读学位。通过国际学术交流,开阔了视野,活跃了学术氛围,增进了我国护理界与世界各国护理界的友谊,架起了中国护理与国际先进护理沟通交流的桥梁,搭建了以护理学术探究为基础的没有国界的护理学术平台,缩短了我国护理与国外护理之间的差距,提高了我国的护理教育水平及临床护理质量。

第二节 护理专业

随着社会经济的发展与人类文化、科学的进步,人们对健康的需求日益增长,护理专业从过去的仅能给予护理对象简单生活护理的一个群体,发展成为具有独特理论体系及专业技术并能运用于为人类服务的一个专业团队,从而也显示出其在人类社会中的地位及重要性。

一、专业

专业是社会分工、职业分化的结果,是社会分化的一种表现形式,是人类认识自然和社会达到一定深度的表现。"专业"一词最早是从拉丁语演化而来,原始的意思是公开地表达自己的观点或信仰。德语中"专业"一词的含义是指具备学术的、自由的、文明的、特征的社会职业。我国有学者认为专业是指根据学科分类和社会职业分工需要,分门别类进行高深专门知识的教与学活动的基本单位;专业应是既有高深专门知识的教与学活动的属性,又具有分门别类地进行这种活动的基本单位的属性。也可以理解为专业是符合社会所需要的,能为人类生存、发展提供专门的特殊的知识与技能。1981年美国心理学家凯利(T. Kelly)认为专业应符合以下特征。

(1)专业服务对人类是重要的,且造福于社会。

(2)专业拥有专门的知识体系,且通过科研可以不断扩展。

(3)专业服务的重要特点是涉及知识和智力活动,专业人员要承担应负的责任。

(4)专业人员需在大学内培养或接受更高层次的教育。

(5)专业人员的工作具有相当的独立性,可控制业内的政策法规和活动。

(6)专业人员愿为他人服务(利他主义),把工作作为自己的终生事业(是自己生命的一部分)。

(7)有职业伦理法典,以指导其成员的抉择和行为。

(8)有自己的学术团体,鼓励和支持高标准的工作实践。

二、护理专业

20世纪50年代以前,护理专业一直被许多人认为是一种辅助专业。随着护理学的不断发展,护理教育体制的逐渐完善,护理理论在实践中的应用以及科学研究的不断深入,护理逐渐从一项技术或一门职业发展成为一门独立的学科及专业。

(一)护理专业的特征

护理学是一门独立的专业学科,其主要特征表现为以下几个方面。

1.为人类提供护理服务 护理专业有明确的目标和任务,旨在为全人类提供全面、全程、专业、人性化的护理服务,以满足人类社会的需求。

2.具有系统的专业理论、知识和技能并通过科学研究不断发展 护理专业是以自然科学、社会人文科学、基础医学作为基石,建立本专业的独特理论、知识与技能。在长期的护理实践中,越来越多的专业人员以科学的态度,应用评判性思维将理论与实践的相关性进行论证、总结、研究、探讨与改进,使护理专业理论、知识和技能得到了进一步提高,同时也使护理专业理

NOTE

论、知识和技能处在持续不断地发展中。

3.具有规范的教育体系及从业标准　各个国家的护理教育体系的层次结构略有不同,一般分为护理中等教育、护理专科教育、护理本科教育、护理研究生(硕士及博士)教育四个层次。在经过正规专业学校的教育和培养,具备一定的专业知识和技能,取得毕业证书后还要参加国家护士执业资格考试,合格者可向相关部门申请注册,并获得批准后成为注册护士才能从事护理工作。在护理实践中依然要接受不同形式的继续教育培训,以补充和更新专业知识,进一步完善专业知识结构。

4.具有护理专业伦理准则和道德规范　护理专业有明确的伦理准则和道德规范,是护士在护理活动中的指南。国际护士会规定的护士道德守则为:护士的基本任务是促进健康、预防疾病、恢复健康和减轻痛苦。护理的需要是全人类的。护理从本质上说就是尊重人的生命、尊严和权利。护理工作不受国籍、种族、信仰、年龄、性别、社会地位等的影响。

5.具有自己的学术团体　护理专业有来自世界各国护士学会代表组成的国际护士会,同时各个国家也有由本国护士组成的护士会。护士会作为护理专业的一个学术团体,为发展护士间的国际合作,提高护理专业水平,推动全人类的健康服务;对保障护士及护理对象的合法权益,促进护理专业的健康发展,起到了重要的作用。

6.具有良好的团队精神　护理专业人员具有极强的责任心及敬业精神,工作中不辞劳苦、相互信任、优势互补、团结协作、主动学习、积极进取,充分体现了护理专业团队良好的精神风貌。

(二)护士的特征

国际护士会对护士的基本任务、主要职责、道德守则等有着明确的规定。由此认为,执业护士应具有以下特征。

1.有端庄的仪容仪表　护士的仪容仪表端庄整洁、态度和蔼、待人诚恳,能以饱满的精神状态及美好的心灵对待所有的护理对象及其家属。

2.有责任心　护士有高度的责任感,做到慎独、自律、恪尽职守,当出现错误时能勇于为自己的行为承担责任。

3.有扎实的理论知识及娴熟的操作技能　护士有主动学习的积极性,掌握本专业理论知识及护理操作技能,能给予护理对象高标准的服务。

4.有敏锐的观察能力及解决问题的能力　护士在护理实践中能有计划、有重点地对护理对象进行病情观察,敏锐地获取其细微的变化,并能正确地分析问题发生的原因及采取有效的措施予以解决。

5.有良好的沟通能力　护士能运用沟通技巧取得护理对象的信任,对他们进行深入的了解,并能有效地向护理对象传递信息。

6.有团队合作能力　护士具有团队合作的能力体现在具有宽阔的胸怀,真诚对待他人;不计较个人得失,乐于帮助他人;有责任感,能对个人的行为负责;能感到工作的乐趣、合作的乐趣;有整体意识,全局观念。

7.有科学的研究能力　护士能在临床实践中运用科学的方法反复探索、回答和解决护理学科领域的问题,直接或间接地指导护理实践。

三、护士的资历要求及分类

护士的资历包括其教育程度、工作经历及专业证书。

(一)国外护士的资历要求及分类

目前许多西方国家采用相同或相似的资历要求及分类,以美国为例,护士分为两个水平:

操作护士(technical nurse,TN)及注册护士(registered nurse,RN)

1. 操作护士 操作护士一般需要经过一年左右的专业培训。操作护士在美国有两种形式:注册操作护士(licensed practical nurse,LPN)及注册职业护士(licensed vocational nurse,LVN),由各州自行负责注册。操作护士不能单独从事护理工作,必须在注册护士的监督及指导下才能进行护理工作。

2. 注册护士 高中毕业后,可通过三种途径完成注册护士所需要的专业基础教育:①证书教育(diploma program,DP),一般学制为3年,是美国1873—1952年护理教育的主要形式,但目前此类项目在教育项目中所占的比例越来越少。②专科教育(associate degree,AD),一般学制2~4年,是美国1952年以后护理教育的主要形式。③本科教育(baccalaureate degree,BD),一般学制为4年,毕业后取得学士学位,是目前美国基础护理教育的主要形式。

在完成以上三种形式的护理专业基础教育后,需要通过美国注册护士执照考试(national council for licensing examination-registered nurse,NCLEX-RN)才能注册。

注册护士一般分为初级水平的注册护士和高级水平的注册护士。

(1)初级水平的注册护士:分为初级通科护士和初级专科护士两种。①初级通科护士:需要经过一定的护理教育训练,通过州立护士执照考试。初级通科护士可以在任何护理场所提供护理服务,其角色包括临床护士、病案管理者等。②初级专科护士:又称为初级专科证书护士。初级通科护士在经过一定的继续教育,获得相应的培训证书后,就可以成为ICU、精神科或其他需要专门培训的初级专科护士。

(2)高级水平的注册护士:又称为高级专科护士,指在注册护士的基础上经过了高级专科培训,分为高级专科护士和高级专科证书护士两种。①高级专科护士:可以是独立开业者(nurse practitioner,NP),也可以是临床护理专家(clinical nursing specialist,CNS),一般需要经过硕士研究生的培养,不仅对专科护理知识的深度与广度要求较高,而且要求具有丰富的临床经验,达到专业组织所要求的标准。高级专科护士能应用自己的专业知识、能力及经验,独立解决复杂的临床问题。②高级专科证书护士:在任何护理专科如内科、外科、妇产科、儿科等领域从业,高级专科证书护士可以以独立开业者或临床护理专家的身份开展护理工作,如有糖尿病专科证书,则称为糖尿病专科高级证书护士。

(二)中国护士的资历要求及分类

《护士条例》中规定,护士是指经执业注册取得护士执业证书,依照《护士条例》从事护理活动,履行保护生命、减轻痛苦、增进健康职责的卫生技术人员。

目前,我国护士大多数为通科护士,专科护士及其他的分类法正在进一步的探索和完善中。

我国护士按照学历及能力有职称的划分,从低到高依次为初级职称(包括护士及护师)、中级职称(主管护师)、高级职称(包括副主任护师及主任护师)。晋升职称的工作尽管各省(自治区)在一些细节上有所不同,但基本的条件大致相同。

申报晋升职称的护士,必须能遵守中华人民共和国的宪法和法律,具备良好的医德医风和敬业精神,同时具备下列相应条件。

1. 护士晋升条件 按照《护士条例》规定,凡符合以下条件之一,并在教学、综合医院完成8个月以上护理临床实习的毕业生,可参加护理初级(护士)专业技术资格考试。

(1)获得省级以上教育和卫生主管部门认可的普通全日制中等学校护理、助产专业中专学历。

(2)获得省级以上教育和卫生主管部门认可的普通全日制高等学校护理、助产专业专科学历。

(3)获得国务院教育主管部门认可的普通全日制高等学校护理、助产专业本科以上学历。

NOTE

2.护师晋升条件

(1)取得相应专业中专学历,受聘担任护士职务满5年。

(2)取得相应专业专科学历,受聘担任护士职务满3年。

(3)取得相应专业本科学历或硕士学位,从事本专业技术工作满1年。

3.主管护师晋升条件

(1)取得相应专业专科学历,受聘担任护师职务满6年。

(2)取得相应专业本科学历,受聘担任护师职务满4年。

(3)取得相应专业硕士学位,受聘担任护师职务满2年。

(4)取得相应专业博士学位,即可参加考试。

有下列情形之一的不得申报。

(1)医疗事故责任者未满3年。

(2)医疗差错责任者未满1年。

(3)受到行政处分者未满2年。

(4)伪造学历或考试期间有违纪行为未满2年。

(5)省级卫生行政部门规定的其他情形。

4.副主任护师晋升条件

(1)具有相应专业大学专科学历,取得主管护师资格后,从事本专业工作满7年。

(2)具有相应专业大学本科学历,取得主管护师资格后,从事本专业工作满5年。

(3)具有相应专业硕士学位,认定主管护师资格后,从事本专业工作满4年。

(4)具有相应专业博士学位,认定主管护师资格后,从事本专业工作满2年。

(5)符合下列条件之一的,在申报高级专业技术资格时可以不受从事本专业工作年限的限制:①获国家自然科学奖、国家技术发明奖、国家科技进步奖的主要完成人。②获省部级科技进步二等奖及以上奖项的主要完成人。

有下列情形之一的不得申报。

(1)发生医疗事故未满3年的。

(2)发生医疗差错未满1年的。

(3)受行政处分未满处分期的。

5.主任护师晋升条件

(1)具有相应专业大学本科及以上学历或学士及以上学位,取得副主任护师资格后,从事本专业工作满5年。

(2)符合下列条件之一的,在申报高级专业技术资格时可不受从事本专业工作年限的限制:①获国家自然科学奖、国家技术发明奖、国家科技进步奖的主要完成人。②获省部级科技进步二等奖及以上奖项的主要完成人。

有下列情形之一的不得申报。

(1)发生医疗事故未满3年的。

(2)发生医疗差错未满1年的。

(3)受行政处分未满处分期的。

(三)专科护士与临床护理专家

1.专科护士

(1)专科护士概念:专科护士(speciality nurse,SN)的基本概念来源于美国,始于20世纪30～40年代。国内许多文献对专科护士的概念有不同认识,包括认为专科护士就是临床护理专家,或认为专科护士是资深护士或某专科工作的所有护士。而比较公认的专科护士的概念,是指以一定的临床及某专科工作经验为基础,经过系统化的该专科领域理论和实践的职业培训,并通过专科护士资格认证获得证书,具有较高专科护理水平,能熟练运用专科护理知识和技术,为护理对象提供专业化服务的从事临床专科护理工作的注册护士。各领域对专科护士的具体称谓有精神科护士(psychiatric nurse)、手术室护士(perioperative nurse)、急救护士(emergency nurse)、新生儿护士(neonatal nurse)、ICU 护士(intensive care unit nurse)、CCU护士(coronary care unit nurse)等,以此说明护士在护理领域中的某专科特长。

我国专科护士发展较晚,从 2000 年开始,我国护理开始了高级护理实践的尝试。浙江大学医学院附属邵逸夫医院和广州中山大学附属肿瘤医院率先设立了高级临床专科护士的岗位,迈出了我国高级护理实践的第一步。随后广东、北京等多个省市相继与境外护理教育机构合作,建立 ICU、CCU、造口专科护士培训基地,培训了一批专科护理人才。为贯彻落实"健康中国 2030"战略,满足人民群众多样化、差异化的健康需求,又相继出台各政策文件要求加大对专科护士的培养力度。

(2)专科护士角色要求:美国危重症护理协会(American association of critical care nurses,AACN)要求 SN 必须具备临床判断和推理能力,评判性思维,护理实践,协作能力,变通能力和终身学习能力。而日本护理协会将专科护士的角色归纳为实践、指导和商谈三个方面,指出专科护士必须具备"临床护理专家"教育者和研究者的两个功能。中国对专科护士的角色要求,因专科职业培训的途径和层次不同而有所不同。

2. 临床护理专家

(1)临床护理专家概念:日前国际上对临床护理专家(CNS)的定义普遍认可美国护士协会(ANA)的定义,即指具有硕士或博士学位的注册护士,有丰富的临床实践经验,精通某临床专科特殊领域的理论、知识和技能,并通过相应的资格认证,具有较强的解决临床专科护理问题和一定的护理管理、教学和科研能力,能为护理对象提供高层次专业化服务。

临床护理专家作为护士的一种高级角色,常常是对患者提供一对一的服务,使患者获得高水平专业化的护理。临床护理专家通过临床护理、教学会诊、研究和变革等活动,对护理学的发展起到促进作用。在世界上的一些国家已经得到广泛认可。美国的临床护理专家是继专科护士之后,于 20 世纪 60 年代产生的。

(2)临床护理专家角色要求:AACN 认为,临床护理专家作为高级实践护士(advanced practice nurse,APN),其角色被认为是临床实践专家、教育者、咨询者、研究者、管理者,甚至改革者。日本护理协会将临床护理专家的角色归纳为实践、教育、商谈、协调和研究。

四、中国护理专业的发展趋势

护理专业的发展受社会经济、文化、科学技术等因素的影响。在过去的半个世纪,我国护理专业已取得了长足的进步,未来的发展趋势主要体现在以下几个方面。

1. 护理教育 进一步调整护理教育的层次结构,高等护理教育将占据护理教育的主流位置,即中专教育将逐渐减少,大专、本科、硕士、博士的护理教育将不断完善和提高。在护理基础课程设置中加大心理学、人文和社会科学知识的比重;在专业知识中,增加与护理工作密切相关的公共卫生知识、康复指导、保健、老年护理、心理护理等内容;在能力方面,注重分析解决问题能力、沟通能力、团队合作能力、护理实践能力的培养。

2. 护理实践 护理实践应以健康为中心,以需求为导向,护士不仅要对患者实施护理,而且也要对健康者进行预防保健护理;将护理服务从医院延伸到家庭和社区,探索并建立科学的老年患者、慢性病患者、卧床患者等人群长期的家庭护理服务模式,提高医疗护理服务的连续性、协调性、整体性,向社会提供高质量的护理服务。

NOTE

随着医疗分科越来越细以及新技术的发展,对护士的理论知识、技术和能力的要求也越来越高。根据临床专科护理领域的工作需要,开展对临床专科护士的规范化培训,加大对重症监护、急诊急救、肿瘤、血液净化、手术室等领域专科护士的培养,提高护士队伍专业技术水平。

全面推行责任制整体护理的服务模式,落实护理职责,加强内涵建设,进一步深化"以患者为中心"的服务理念,为患者提供全面、全程、专业、人性化的护理服务。

3. 护理管理　加强医院护理管理工作,在宏观层面,要制定和完善护理方面的法律法规、技术规范、评价标准;在微观层面,要完善医院护理管理体制和运行机制,建立责权统一、职责明确、精简高效、领导有力的护理管理体制,实现符合临床护理工作特点的护士人力资源的管理模式,提高科学化护理管理水平。

4. 护理科研　随着护理功能和范围的扩大,拓展了护理研究主题的深度和广度。研究的重点为临床问题的解决及对护理现象与本质的哲学性探讨。护理研究的方法也会出现多元化的发展趋势,除传统的定量研究方法外,定性研究及综合研究将成为护理研究的主要方法。

5. 中医护理　大力发展中医护理,提高中医护理水平,发挥中医护理特色和优势,注重中医药技术在护理工作中的应用。积极开展辨证施护和中医特色专科护理,加强中医护理在老年病、慢性病防治和养生康复中的作用,提供具有中医药特色的康复和健康指导,加强中西医护理技术的有机结合,促进中医护理的可持续发展。

6. 护理领域的国际交流与合作　加强护理领域的国际交流与合作,学习和借鉴国外的护理服务理念、专业技术经验、教育和管理模式,积极争取国际社会在护理人才培养、业务技术管理和教育等方面的交流与合作。继续深化与港澳台地区的护理领域合作交流,促进我国护理事业的发展。

讨论与思考

1. 学习护理学的发展史,对自己从事护理专业有何启示?

2. 用历史发展的眼光,你如何看待南丁格尔对护理专业的贡献?

3. 现代护理学发展经历了几个阶段? 比较各阶段的特点。

4. 学校放假了,小郭同学回到了老家,邻居问:"你会打针了吗?"小郭回答:"还没学呢。"邻居说:"不就是打针发药吗,用得着花那么多时间学习吗?"假设你是小郭,你应如何回答该问题?

小结

护理学是以社会科学和自然科学理论为基础的研究维护、促进、恢复人类身心健康的护理理论、知识、技能及其发展规律的综合性应用学科。护理学是医学科学的一个重要组成部分,经历了漫长的历史演变过程。由于时代与历史背景的不同,每个时期有不同的护理特色。它随着人类文明的发展而不断发展。

现代护理学的发展过程,也就是护理学科的建立和护理专业形成的过程,可分为三个阶段,即以疾病为中心的护理阶段、以患者为中心的护理阶段、以人的健康为中心的护理阶段。

护理作为一门独立的专业学科,有其固有的专业特征,护士作为护理专业的主体,亦有其自身的特征。护士的资历主要与其教育程度、工作经历及专业证书相关。我国护理专业未来发展趋势主要体现在护理教育、护理实践、护理管理、护理科研、中医护理及护理领域的国际交

NOTE

流与合作方向。

通过本章内容的学习,学生了解护理学的产生和发展,懂得护理专业的由来及专业特征,并能以"护士之祖"南丁格尔为榜样,立志当一名合格的"白衣天使"。

(周利容)

NOTE

第二章 护理学的基本概念

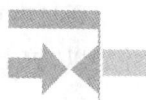

第二章 PPT

第二章
思维导图

学习目标

1. 了解护理学的知识体系。
2. 熟悉护理学的任务、范畴及工作方式。
3. 掌握人、健康、环境及护理的概念。

案例导入

护士小李毕业后进入一家社区卫生服务中心工作,每天工作都很忙,还要在社区进行健康宣教。前段时间,她在社区进行健康宣教时遇见了刘阿姨,在和刘阿姨聊天后,她建议刘阿姨去医院检查身体,但是刘阿姨认为自己身体良好,护士小李肯定和医院有相关利益联系,才让她去大医院做检查。

分析提示:

刘阿姨这种想法在当今社会很普遍,产生的主要原因是受世俗观念的影响,对医护人员的不信任,以及对现阶段医疗发展的趋势不了解。作为医护人员,我们不仅仅是治疗疾病,还应预防疾病,增强人们的健康意识。

自南丁格尔创建护理专业至今已有 100 多年的历史,护理学科不断变化和发展,护理学已逐渐形成了自己特有的理论实践体系,发展成为医学科学中的一门具有独特功能的学科。

第一节 护理学的基本概念

现代护理学包含四个最基本的概念:人、健康、环境、护理。在这些概念中,护理实践的核心是人,从人可引导出其他概念。缺乏这些概念中的任何一个,护理都不可能发展成为一门学科,也不可能步入专业实践的领域。对这四个概念的认识直接影响到护理学的研究领域以及护理工作的范围和内容。

一、人

(一)关于人的基本概念

护理的服务对象是人,人自然成为护理专业中最为关键的因素。护理中的人包括个体的人和群体的人,包括个人、家庭、社区和社会四个层面。人是一个身心统一、内外协调、不断发展变化的独特的有机整体,包括生理、心理、精神、社会、文化等各个方面,把人视为整体是现代护理学的核心思想。人作为一个系统,是由循环系统、消化系统、呼吸系统、神经系统、运动系统等多个子系统组成的,各子系统之间不断地进行物质、能量和信息的交换;在生态系统中人又是一个子系统,生活在复杂的自然和社会环境中,是一个开放的整体,不断地同周围的自然环境和社会环境进行着物质、能量和信息的交换。人的健康有赖于机体内部各子系统间的平衡与协调,以及机体与环境间的和谐与适应。人具有生物和社会双重属性。人首先是一个生物有机体,与其他动物一样,受自然的生物学规律制约;同时,人又不同于其他动物,其本质区别在于人在社会发展中担当一定的角色,是一个有思想、有情感、从事创造性劳动,过着社会生活的人,是生理、心理、精神、社会、文化等各方面相统一的整体。生理的疾病会影响人的情绪和心理;长期的心理压力和精神抑郁又会造成身体的不适,而出现各种身心疾病。

(二)人的基本需要

人的基本需要指个体为了维持身心平衡并求得生存、成长与发展,在生理和心理上最低限度的需要。人的一生会产生许许多多的需要,如饮食、排泄、睡眠、活动、学习、情感、社交等。美国著名心理学家马斯洛提出人有不同层次与性质的需要,而各种需要间有高低层次与顺序之分,每个层次的需要与满足的程度,将决定个体的人格发展境界。需要层次理论将人的需要划分为五个层次,由低到高,将需要分为:生理需要、安全需要、归属和爱的需要、尊重的需要、自我实现的需要。只有满足了这些需要,个体才能感到基本的舒适。顶部的需要(自我实现的需要)可称之为成长型需要,因为它们主要是为了个体的成长与发展。

1.生理需要 包括饮食、睡眠、性欲等与人类生存密切关联的需要,它们来自人类作为动物的本能。

2.安全需要 个人追求安全、舒适、免于恐惧的需要,其动机是降低生活中的不确定性,确保人身和财产不遭受伤害。如企业员工关心自己是不是会被无端解雇,以及失业后的社会保障等。

3.归属和爱的需要 作为社会动物,每个人都希望归属于某个群体或社团,在他所处的群体中占有一个位置,与他人交流并得到关心与爱护。

4.尊重的需要 包括两个方面,一方面是要求提升自己的能力,追求成就,以及谋求自由和独立的欲望;另一方面则是要求得到别人的尊敬、重视或赞赏的欲望。

5.自我实现的需要 它位于需要层次的顶峰,达到这一阶段的人开始寻求充分展现潜能与天赋,希望自身越来越向着自己所期望的目标前进,完成与自己能力相称的一切。人在对自身潜质和外部环境认识的基础上建立起一个价值体系,产生了理想和使命感。

马斯洛认为,这五种需要像阶梯一样,从低到高,低一层次的需要获得满足后,就会向高一层次的需要发展。一般来说,只有在较低层次的需要得到满足之后,较高层次的需要才会有足够的活力驱动行为。已经满足的需要,不再是激励因素。这五种需要不是每个人都能满足的,越是靠近顶部的成长型需要,满足的百分比越少。同一时期,人可能同时存在多种需要,因为人的行为往往是受多种需要支配的。每一个时期总有一种需要占支配地位。满足较高层次需要的途径多于满足较低层次需求的途径。

(三)人的成长与发展

成长与发展贯穿人的生命全过程,人在每一个成长发展阶段都有不同的特点和特殊问题需要解决,护理对象包括各个年龄组的人,处于不同的成长发展水平,表现不同的身心特征。了解各个阶段的特点及特征,可以帮助护士明确不同年龄阶段护理对象的心理特点、行为特征及基本需要,提供适合护理对象所处的生命阶段的护理。

1.成长与发展的定义

(1)成长:细胞增殖产生的生理方面的改变,表现为各器官、系统的长大和形态改变、量的变化,可用量化指标来测量。如身高、体重、年龄等。

(2)发展:人随年龄增长与环境间的互动而产生的身心变化过程,它是生命中有顺序的、可

NOTE

预测的改变,是学习的结果和成熟的象征。发展在人的一生中是持续进行的,它不仅包括生理方面的变化,还包括心理及社会方面的适应及改变。

(3)成熟:狭义上指人体生理上的改变过程,它一般受个体遗传基因的影响。广义上指人类在能力上的增进或老化过程,是成长与发展的综合结果,包括生理、心理、社会文化等多方面的改变。

2. 成长与发展的基本原则

(1)成长与发展是按持续的、有顺序的、有规律的和可测的方式进行的。

(2)每个人都要经过相同的各个发展阶段。

(3)每个人的发展都具有其独特的个性,按个人独特的方式和速度通过各发展阶段。这是由个人特有的遗传基因及与环境的互动决定的。

(4)每个发展阶段具有一定特征,并有一定发展任务。

(5)每个人的基本态度、气质、生活方式和行为都会受婴儿期发展的影响。

(6)发展是通过逐步的成熟和不断学习而获得的。

3. 影响人类成长与发展的因素 有遗传因素、环境因素,除此之外,环境中还有许多因素可影响个体的成长与发展,如社会、文化、学习、宗教及生活经验等。

知识链接2-1

人类成长与发展理论

关于人的成长与发展的理论有很多,在护理领域使用比较广泛的有弗洛伊德的性心理学说、艾瑞克森的心理社会发展学说和皮亚杰的认知发展学说。弗洛伊德认为意识是有层次的,分为意识、前意识和潜意识。人格由三部分组成,即本我、自我和超我。他将人的性心理发展分为口欲期、肛门期、性蕾期、潜伏期和生殖期五个阶段。不同阶段有不同的特点,护士按照不同性心理发展时期提供护理,可以确保护理对象健全人格的形成。艾瑞克森认为人格的各个部分分别是在各个阶段形成的,个体应通过所有这些阶段发展成一个整体,人格的发展可分为八个时期:婴儿期(口感期)、幼儿期(肛-肌期)、学龄前期(生殖-运动期)、学龄期(潜在期)、青春期、青年期、成人期和老年期。每个时期各有一个主要的心理社会问题要面对,危机处理的是否恰当将导致正性或负性的社会心理发展结果。解决得好就愈接近正性,则能发展成健康人格。护士运用此学说可以评估患者所表现出的正性或负性危机解决指标,分析在其相应的发展阶段的心理社会危机解决情况,给予相应的护理。皮亚杰认为儿童思维的发展并不是由教师或父母传授给儿童的,而是通过儿童主动与环境相互作用,主动寻求刺激、主动发展的过程。认知发展过程分为感觉运动期、前运思期、具体运思期和形式运思期。

二、健康

护理是为人们的健康服务的,是为个人、家庭和社区提供卫生保健服务,帮助人们预防疾病,恢复、维持和促进健康,使每个人保持最佳的健康状态。所以对健康和疾病的认识直接影响护士的行为。

(一)健康的概念

在不同的历史条件、文化背景和个体价值观等影响下,人们对健康有不同的理解和认识。

传统的健康观是"无病即健康",而现代人的健康观是整体健康。WHO 对健康的定义强调了生理、心理健康状态和社会适应能力,其中社会适应性归根结底取决于生理和心理的素质状况。心理健康是身体健康的精神支柱,身体健康又是心理健康的物质基础。良好的情绪状态可以使生理功能处于最佳状态;反之,则会降低或破坏某种功能而引起疾病。疾病是指机体在一定的病因作用下,因自我调节发生紊乱导致的异常生命活动过程。随着科学技术的不断发展,人们对疾病的认识仍在不断深入,人们开始重视社会因素和心理因素在疾病发生中的作用,也注意到慢性非传染性疾病成为危害健康的重要因素。

（二）健康与疾病的关系

健康与疾病是一组对应的概念,在一定的条件下两者可以相互转化。从疾病最严重状态到健康最顶峰状态是一个生命的连续过程,它处于经常变化而非绝对静止状态,并呈现不同层次的适应水平。如果个体与环境保持正常的适应,就意味着正常的健康,如果适应良好,就是健康良好;反之,如果适应不良,陷入疾病状态,就意味着健康不良。20 世纪 70 年代,有学者提出"健康与疾病是连续统一体"的观点,认为健康是相对的,是人们在不断地适应环境变化的过程中,维持生理、心理和社会适应等方面动态平衡的状态。疾病则是人们的某方面功能偏离正常的一种现象。因此,人的一生从生命开始到结束,是由健康与疾病构成的一种线形谱,一端是最佳健康状态,另一端是完全丧失功能或死亡状态。每个人的健康状况都可能处于这种健康与疾病所构成的线形谱的某一点上,而且处在不断动态的变化中。当个体向最佳健康一端移动时,健康的程度就增加;当个体向完全丧失功能或死亡一端移动时,疾病的程度就会增加,并且这期间并没有明显的界限。所以,健康与疾病是相对的,是动态变化的,在一定条件下可以相互转化。

三、环境

人类的一切活动离不开环境,环境与人类相互作用,与人类健康息息相关。环境的质量与人类健康密切相关。良好的环境能促进人类的健康,不良的环境则给人类的健康带来不利的影响。随着科学技术的发展,人类从环境中获得了更多的能源与信息,但由于过度开采利用自然资源,生态环境受到了严重的破坏,造成环境污染,直接影响到人类的生存与健康。环境与人类健康的关系越来越受到重视,护士应帮助人们利用环境中的有利因素,避免和消除不良的环境因素对健康的影响,提高人类的健康水平。

（一）环境的概念

环境是指与人类生存与繁衍密切相关的各种自然的和社会的外部条件。WHO 对环境的定义是"环境,是在特定时刻由物理、化学、生物及社会的各种因素构成的整体状态,这些因素可能对生命机体或人类活动直接、间接地产生现时或远期作用"。

（二）环境的分类

人类赖以生存的环境分为内环境和外环境。内、外环境之间不断进行物质、能量、信息的交换,两者相互依存,相互影响。

1. 人的内环境 内环境是影响生命和成长的机体内部因素,由生理环境和心理环境组成。

（1）生理环境:包括循环系统、呼吸系统、消化系统、泌尿系统、神经系统等,各系统之间通过神经、体液的调节维持生理稳定状态。

（2）心理环境:人的心理状态,对健康影响很大,人在生活中,无时无刻不在接受着来自客观世界的各种刺激,引起人的肯定或者否定的心理反应。尤其是当生活中出现突发事件或意外挫折时,更会引起强烈的心理反应,如果不能经过心理调节产生新的适应,心理长期处于紧张状态,可使机体免疫机能发生改变,导致某些身心疾病的发生。

NOTE

2. 人的外环境　外环境是可影响机体生命和生长的全部外界因素的总和,由自然环境和社会环境组成。自然环境即生态环境,是存在于人周围的各种自然因素的总和,是人赖以生存和发展的物质基础,包括空气、阳光、水、土壤等物理环境和动物、植物、微生物等生物环境。社会环境影响个体和群体的心理行为,与人的精神需要密切相关,包括经济条件、政治法律、文化教育、人际关系、宗教信仰、风俗习惯等。

3. 环境与健康的关系　在正常情况下,环境与人体健康保持动态平衡,使人得以正常生长、发育。一旦破坏了这一平衡,不仅会对人体健康造成危害,而且会有致癌、致畸、致突变等远期危害。环境对人体的健康影响极大,除了一些遗传性疾病,所有的疾病或多或少与环境相关。良好的环境是我们生存的基础也是健康的保障,随着环境污染对人类健康的危害日益凸显,人类的生存和发展面临严峻挑战,保护环境、维护健康成为我们每个人共同的责任。

四、护理

(一)护理的概念

护理英文为"nursing",源于拉丁文"nutricius",原意为抚育、保护、照顾幼小等。自从1860年南丁格尔开创现代护理新时代以来,不同的学者(组织)对护理提出了很多不同的定义。1859年南丁格尔提出"护理的独特功能在于协助患者置身于自然而良好的环境下,恢复身心健康"。1885年她又指出"护理的主要功能在于维护人们良好的状态,协助他们免于疾病,达到他们最高可能的健康水平"。

1966年,弗吉尼亚·韩德森(Virginia Henderson)认为"护理是帮助健康人或患者进行保持健康和恢复健康(或在临死前得到安宁)的活动,直到患者或健康人能独立照顾自己"。

1980年美国护士协会(American nurses association, ANA)又提出"护理是诊断和处理人类对存在的或潜在的健康问题所产生的反应"。这一定义较好地表达了护理学的科学性和独立性,目前被大多数国家护理界认同和采用。

2003年,ANA更新了护理定义:"护理是通过诊断和处理人类的反应来保护、促进、优化健康的能力,预防疾病和损伤,减轻痛苦,并为受照护的个体、家庭、社区及特定人群代言。"

(二)护理的内涵

1. 照顾　照顾是护理永恒的主题。纵观护理发展史,无论在什么年代或者无论是以什么样的方式提供护理,照顾(患者或护理对象)永远是护理的核心。

2. 人道　护士是人道主义忠实的执行者。在护理工作中提倡人道,首先要求护士视每一位患者或护理对象为具有个性特征的个体,为具有各种需求的人,从而尊重个体,注重人性。同时也要求护士对待患者或护理对象一视同仁,不分贫富与贵贱,积极救死扶伤,为人类的健康服务。

3. 帮助性关系　帮助性关系是护士用来与患者互动以促进健康的手段,这种帮助性关系是双向的。护士和患者首先是一种帮助与被帮助、服务者与顾客(或消费者)之间的关系,这就要求护士以自己特有的专业知识、技能与技巧给患者或护理对象提供帮助与服务,满足其特定的需求,与其建立良好的帮助性关系。同时护士在帮助患者时也从不同的患者那里积累了工作经验,自身也获益匪浅。

知识链接2-2

中国护理史馆

中国护理史馆位于中国医学博物馆二层东侧,在2015年正式对外开放。展馆面积 800 平方米,展品根据中国护理史若干重大历史事件为节点,以护理专业精神为基,以年代时间为轴,重点展示中国近代护理史重大历史事件以及具有突出贡献的人物。其中前言第一段写道:护理,伴随人类生老病死的职业;护理,展示天使毓秀才智的专业;护理,值得毕生钟爱奉献的事业。这段话很好地诠释了护理的概念和内涵。

(三)护理学的知识体系

护理专业作为现代健康医学领域中一个重要的组成部分,经过一百多年特别是近几十年的发展,建立了自己稳定独特的专业知识体系。护理学的知识体系包括基础知识和护理专业知识。

1. 基础知识

(1)医学基础知识:如生理学、病理学、解剖学、微生物学等。

(2)自然科学知识:如生物学、物理学、化学等。

(3)人文及社会科学知识:如语文、美学、心理学、伦理学等。

(4)其他方面:如计算机应用、数理统计等。

2. 护理专业知识

(1)护理学的基础理论知识:如护理学导论、护理学基础、护理礼仪等。

(2)临床专科护理知识:包括各专科护理的理论及技术,如内科护理学、外科护理学、妇产科护理学等。

(3)预防保健及公共卫生方面的知识:如社区护理、公共卫生护理、职业护理等。

(4)护理管理、教育及科研方面的知识:如护理教育学、护理管理学、护理研究等。

五、人、环境、健康和护理四个基本概念之间的关系

人、环境、健康和护理四个基本概念之间是相互关联、相互作用的。四个概念的核心是人,人是护理服务的对象,人的健康是护理实践的核心。人的健康与环境息息相关,相互依存、相互影响。一方面,人通过自身的应对机制在不断地适应环境,通过征服与改造自然来不断地改善和改变自己的生存与发展环境;另一方面,环境质量的优劣又不断地影响着人的健康。健康是机体处于内外环境平衡,多层次需要得到满足的状态。护理作用于人和环境,其任务是营造良好的环境并帮助患者适应环境,从而达到最佳健康状态。

六、人、环境、健康和护理四个基本概念对护理实践的指导意义

四个基本概念可以帮助护士形成正确的护理指导思想,指导和约束护理专业行为;更好地理解护理对象的特征,并提供主动有效的护理,护士提供护理服务时,不仅要着眼于病灶,还应服务于整体的人;提高护士对护理及护理专业的认识水平。对护理学基本概念的学习可加深对护理的理解,提高护士对护理专业的认识,从而增强对护理专业的信心,促进自身在专业上的成长与发展。

第二节 护理学的任务、范畴及工作方式

一、护理学的任务

随着护理学的发展,患者的群体构成发生了转变,护理工作的范围也超越了疾病的护理,扩展到生命的全过程,这一切促使护理学的任务发生深刻的变化。1978 年 WHO 指出"护士

NOTE

作为护理的专业工作者,其唯一的任务就是帮助患者恢复健康,帮助健康人促进健康"。护理学的目标是在尊重人的需要和权利的基础上,提高人的生命质量。通过护理工作,保护人的健康,提高整个人类社会的健康水平。

（一）减轻痛苦

减轻痛苦是护士从事护理工作的基本职责和任务。护士要把学习的理论知识和操作技能运用于临床护理实践,尽可能帮助个体或人群减轻身心痛苦、提供必要的支持以帮助人应对功能减退或丧失,对临终患者提供安慰和关怀照护,使其在生命的最后阶段能获得舒适从而平静、安详、有尊严地走完人生旅程。

（二）预防疾病

预防疾病是人采取行动积极地控制不良行为和健康危险因素,以预防和对抗疾病的过程。预防疾病的护理实践活动包括预防各种传染病、提供疾病自我监测的技术、临床和社区的保健规范等。预防疾病的目标是通过预防措施帮助人减少或消除不利于健康的因素,避免或延迟疾病的发生,阻止疾病的恶化,促进健康使之达到最佳的健康状态。

（三）恢复健康

恢复健康是帮助患者在患病或出现有影响健康的问题后,改善其健康状况。这类护理实践活动包括为患者提供直接护理和协助残障者参与他们力所能及的活动,将残障损害降到最低限度,指导患者进行康复训练活动,使其从活动中得到锻炼、获得自信,以利恢复健康。恢复健康的目标是运用护理学的知识和技能帮助已经出现健康问题的患者解决健康问题,改善其健康状态。

（四）促进健康

促进健康是帮助个体、家庭和社区获取在维持或增进健康时所需要的知识及资源。这类护理实践活动包括各种疾病的健康宣教、提供有关营养和膳食变化的咨询、加强锻炼的意义的解释、安全有效用药指导、意外伤害的预防等。促进健康的目标是帮助人维持最佳健康水平或健康状态。

二、护理学的范畴

护理学是生命科学领域中一门应用性学科,其重要特征是随着现代科学的高度分化和广泛综合,逐渐形成独立的学科体系。同时护理学又是一门技能极强的学科,要求实践能力和动手能力也要好。护理学的范畴包括理论范畴和实践范畴。

（一）护理学的理论范畴

(1)护理学研究对象。

(2)护理学与社会发展的关系。

(3)护理学专业知识体系与理论框架。

(4)护理交叉学科和分支学科。

（二）护理学的实践范畴

1.临床护理 临床护理服务的对象是患者,包括基础护理和专科护理。

(1)基础护理:以护理学的基本理论、基本知识和基本技能为基础,结合患者生理、心理特点和治疗、康复的需要,满足患者的基本需要。如清洁护理、排泄护理、饮食护理、病情观察等。

(2)专科护理:以护理学及相关学科理论为基础,结合各专科患者的特点及诊疗要求,为患者提供护理。如各专科患者的护理、急救护理等。

2.社区护理 社区护理是借助有组织的社会力量,将公共卫生学和护理学的知识与技能相结合,以社区人群为护理对象,对个人、家庭和社区提供促进健康、预防疾病、早期诊断、早期治疗、减少残障等服务,提高社区人群的健康水平。社区的护理实践属于全科性质,针对整个社区人群实施连续及动态的健康服务。

3. 护理管理 运用管理学的理论和方法,对护理工作的诸要素(人力、物力、财力、时间、信息)进行科学的计划、组织、指挥、协调和控制,以确保护理服务正确、及时、安全、有效。

4. 护理研究 护理研究是推动护理学发展,促进护理理论、知识、技能更新的有效措施。护理研究是用科学的方法探索未知,回答和解决护理领域的问题,直接或间接地指导护理实践的过程。护理研究多以人为研究对象。

5. 护理教育 以护理学和教育学理论为基础,有目的地培养护理人才,以适应医疗卫生服务和护理学发展的需要。护理教育分为基础护理教育、毕业后护理教育和继续护理教育三大类。基础护理教育包括中专教育、专科教育和本科教育;毕业后护理教育包括研究生教育、规范化培训;继续护理教育是对从事护理工作的在职人员,提供以学习新理论、新知识、新技术、新方法为目的的终身教育。

三、护理工作方式

随着社会的不断进步,人们对服务的需要不断提高,对医院的工作要求也在不断增强,护士更要不断地更新知识,增强服务意识,转变工作观念,才能顺应时代的要求,更好地服务于人民,构建和谐的护患关系。当今护理工作方式如下。

1. 个案护理 个案护理又称特护或专人护理,指的是对患者进行一对一护理,在个案护理过程中有专门的护士照顾患者。主要用于危重、脏器移植和大手术后的患者,由于病情复杂、病情严重,需要 24 小时进行观察和护理。这种护理方式,护士责任明确,负责完成全部护理工作,能全面掌握患者情况,护患沟通和交流较深入,护士对患者的心理状态有一定了解,患者能够得到高质量的护理。缺点是需要护士有一定的工作能力,且人力成本高。

2. 功能制护理 功能制护理指的是结合护士的工作内容,护士长对护理工作内容进行合理分配,有助于全面提升护理效率。护理工作的主要内容是执行医嘱,实施各种护理技术。功能制护理以工作为导向,按工作内容分配护理工作,各司其职。它是一种流水作业的工作方式,护士分工明确,工作效率高,易于组织管理,节省人力,护士长能够根据护士的工作能力和特点分派工作。缺点是与患者的交流机会少,较难全面掌握患者的情况,较少考虑患者的心理社会需求,对患者的病情和护理缺乏整体性概念,且工作机械,护士重复性操作,不能充分发挥其主动性和创造性。

3. 小组制护理 小组制护理指的是护士长结合实际情况对护士展开分组分配,有助于更好地管理。团队成员由不同层次的护士组成,在团队领导的计划和指导下参与并完成护理任务,达到确定的目标。小组制护理以小组形式(7～8 位护士)对一组患者(10～15 位)进行整体护理。组长制订护理计划和措施,小组成员共同合作完成患者的护理。这种护理小组方式任务明确,成员彼此合作,能发挥各级护士的作用,充分调动其积极性,护士能够获得较为满意的结果。缺点是护士个人责任感相对减弱,且对组长的组织管理和业务能力有一定要求。

4. 责任制护理 责任制护理由责任护士按护理程序对患者进行全面、系统的整体护理。每位患者由一名责任护士负责,对患者实行 8 小时在岗,24 小时负责制的护理。由责任护士全面评估者情况,确定护理诊断,制订护理计划,实施护理措施,并追踪评价护理效果。责任护士不在岗时,由辅助护士和其他护士按责任护士制订的计划实施护理。工作特点是护士责任明确,自主性增强,能全面了解患者情况,为患者提供连续、整体、个性化护理。但此种护理方式对责任护士能力水平要求较高,对护理人力资源需求量大,护士工作心理压力和风险明显

NOTE

增加,而且要求 24 小时对患者全面负责,保证患者安全。

5.系统化整体护理　系统化整体护理以新护理观为指导,以护理程序为核心系统整体地进行护理服务和护理管理,是在责任制护理基础上的进一步丰富和完善。它是一种以患者为中心,根据患者的需要和特点,为患者提供生理、心理、社会等全面的帮助和照护,以解决患者现存的和潜在的健康问题,达到恢复和增进健康的目标的护理观和护理实践活动。系统化整体护理的特点是从本质上摒弃医嘱和常规的被动局面,护士的主动性、积极性和潜能得到充分发挥;护士运用评判性思维、创造性思维,科学地确认问题和解决问题,护士不再是被动地执行医嘱和盲目地完成护理操作,代之以全面评估、科学决策、系统实施、和谐沟通、客观评价的主动调控过程,为患者提供优质的护理服务,充分显示了护理专业的独立性和护士的自身价值。然而此种工作方式需要较多的护士,并且对护士的知识架构有着较高的要求。

以上几种护理工作方式,在护理学的发展历程中都起着重要作用。

护考考点提示

护理学的四个基本概念、护理学的任务及工作方式。

讨论与思考

1.护理学基本概念的内容。
2.分析护理学四个基本概念之间的关系。
3.护理工作的范畴有哪些?
4.护理工作方式有哪几种?

小结

护理工作的对象是人。护理是为人的健康服务的。人是生理的、心理的、社会的统一体。世界卫生组织(WHO)给健康下的定义是:健康,不仅是没有躯体疾病,还要有完整的生理、心理状态和社会适应能力。人、环境、健康、护理的关系是护理对象(人、家庭、社区)存在于环境之中,并与环境互为影响。护理作用于护理对象和环境,通过护理活动为护理对象创造良好的环境,并帮助护理对象适应环境,从而促进由疾病向健康转化,以达到最佳健康状态。

(刘锦锦)

第二章
目标测试

NOTE

第三章　我国医疗卫生体系

学习目标

1.了解我国医疗卫生体系发展概况。
2.熟悉我国医疗卫生体系的构成和我国城乡医疗卫生服务体系。
3.掌握医院的分类、医院的特点和护理行政管理体制。

案例导入

张某,女,高考后被当地一所职业院校护理专业录取,入校初期感觉很迷茫无助,不了解护理专业的主要内容,更不明确护理专业的发展历程。

分析提示:

小张的问题在刚进入大学的学生中很常见,要想成为一名合格的护士,首先要对我国的医疗卫生体系有所了解,还要对护理学专业的发展历程进行系统的学习。

人均预期寿命可以用来衡量一个国家医疗健康体系的水平,这项指标和人均 GDP 水平高度相关,也和医疗卫生体系高度相关。1949 年后,我国在健康医疗和提高人民的健康水平上取得了辉煌的成就。

第一节　我国医疗卫生体系概述

一、我国医疗卫生体系的构成

(一)我国医疗卫生体系发展概况

1.改革开放前　中国的医疗卫生体系在 1949—1978 年这 30 年的时间里,在提高中国人民健康水平上所取得的成绩堪称奇迹。1949 年,中国是世界上贫穷的国家之一,人均预期寿命只有 35 岁。1978 年,中国人均 GDP 只有 156 美元,不足撒哈拉沙漠以南非洲国家平均数490 美元的三分之一,仍是世界上贫穷的国家之一,但是中国的人均预期寿命已经从 35 岁提高到 65.9 岁,提高了 30.9 岁。

中国在如此低的收入水平上取得这样了不起的成绩是因为建立了非常出色有效的医疗卫生体系。国家公务人员、国有企业职工被纳入公费医疗体系,广大农村地区也建立了全覆盖的医疗卫生体系。例如,县医院、县防疫站、县妇幼保健院、乡卫生所、村卫生室构成的三级卫生医疗体系,在肺炎、天花、霍乱、鼠疫、脊髓灰质炎、狂犬病、血吸虫病等传染病防治方面提供了坚强保证,大大提高了人民的健康水平,延长了预期寿命。

改革开放前中国依靠这样的医疗卫生体系,人民的健康水平和人均预期寿命得到显著提

NOTE

高,甚至超过了中上等收入国家的水平。1978 年 WHO 在阿拉木图召开国际会议,发表了《阿拉木图宣言》,将中国的经验介绍给其他发展中国家,建议他们参考借鉴中国的医疗卫生体系,改善各自的医疗卫生服务,提高人民的健康水平和延长预期寿命。

2. 改革开放后 改革开放以来,我国卫生与健康事业加速发展,医疗卫生服务体系不断完善,基本公共卫生服务均等化水平稳步提高,公共卫生整体实力上了一个台阶。我国居民健康水平持续改善,居民主要健康指标总体上优于中高收入国家平均水平。经过长期发展,目前我国已经建立起由医院、基层医疗卫生机构、专业公共卫生机构等组成的城乡医疗卫生服务体系,在提高人民健康水平和生活质量、实现健康中国目标方面发挥了重要作用,也为世界人民身心健康贡献了中国智慧和中国方案。

健康中国战略

（二）我国医疗卫生体系的构成

我国医疗卫生体系主要由医疗卫生保障体系、医疗卫生服务体系、医疗卫生执法监督体系所构成。坚持非营利性医疗机构为主体、营利性医疗机构为补充,公立医疗机构为主导、非公立医疗机构共同发展的办医原则。

我国医疗卫生体系的特点:①分为四级,国家级、省级、地市级、县级;②政府主导;③资金来源包括个人现金支付、商业或社会保险和政府预算,通过建立全民医疗保障体系,以及政府加大医疗投入,三方支出各占三分之一;④中国基本医疗保险保障体系由三个部分构成,首先是城镇职工基本医疗保险,由个人与就业单位共同缴纳,其次是城镇居民医疗保险,由政府与居民共同支付,最后是由农民自愿参与的新型农村合作医疗;⑤我国医疗卫生机构包括医院、基层医疗卫生机构和专业公共卫生机构。

二、我国医疗卫生服务的发展目标

2021 年 7 月,国家发展和改革委员会、国家卫生健康委员会、国家中医药管理局和国家疾病预防控制局共同编制的《"十四五"优质高效医疗卫生服务体系建设实施方案》提出,到 2025 年,在中央和地方共同努力下,基本建成体系完整、布局合理、分工明确、功能互补、密切协作、运行高效、富有韧性的优质高效整合型医疗卫生服务体系,重大疫情防控救治和突发公共卫生事件应对水平显著提升,国家医学中心、区域医疗中心等重大基地建设取得明显进展,全方位全周期健康服务与保障能力显著增强,中医药服务体系更加健全,努力让广大人民群众就近享有公平可及、系统连续的高质量医疗卫生服务。

第二节　我国的医疗卫生服务体系

一、我国医疗卫生服务体系的构成

医疗卫生服务是指以治疗疾病,维持和促进健康为主要目的所采取的措施。医疗卫生服务体系是指组成这个有机整体的各个部分、要素、成分相互结合的方法或构成的形式,以及要素之间形成的相互关系。实施医疗卫生服务首先要考虑其可及性、持续性和有效性。我国医疗卫生服务体系根据医疗卫生的工作性质和功能,它的组织设置大致可以分为卫生行政组织、卫生事业组织和群众卫生组织三类。

（一）卫生行政组织

目前我国卫生行政组织的体制为国家设国家卫生健康委员会,省、自治区、直辖市设各省、自治区、直辖市卫生健康委员会;地区、市、县设卫生健康局(科);乡镇或城市街道办事处设卫生专职干部,负责所辖地区的卫生工作。卫生健康委员会、卫生厅、卫生局是主管省、自治区、市、县卫生工作的职能部门。卫生行政组织主要功能是制定政策、法规、规划;制订医学发展计划,组织科研攻关;对食品、药品、医用生物制品、公共卫生等进行监督、监测;制定有关卫生工作的法律、法规、技术标准和重大疾病防治规划等;对重大疾病以及医疗质量等实行监控;制定爱国卫生方针、政策和措施并组织实施。

(二)卫生事业组织

卫生事业组织是具体开展业务工作的专业机构,按工作性能可分为以下几类。

1. 医疗机构 包括综合医院、专科医院、疗养院、康复医院、社区卫生服务中心、门诊部等。承担各类人群的诊疗、预防和保健工作。

2. 卫生防疫机构 包括疾病预防控制中心,地方病、结核病等专科防治所等。对传染病、地方病、慢性非传染性疾病、职业病及意外伤害等发生、分布和发展的规律进行流行病学检测。

3. 妇幼保健机构 包括妇幼保健院(所、站)、妇产科医院、儿童医院及计划生育专业机构等。承担保护我国妇女儿童健康的任务。

4. 医学教育机构 包括综合性大学的各类医学院、高等医学专科学校、卫生职业技术学院、卫生学校等。以发展医学教育、培养医药卫生人才为主要任务。

5. 医学科学研究机构 包括医学科学院、中医药研究院、预防医学中心及各种医学研究所等。主要承担对医药卫生科学进行研究的任务。

6. 卫生监督执行机构 包括卫生行政部门行使卫生监督执法职能的执行机构,如卫生监督局(所)。主要任务是运用相关法律、法规在公共卫生、保健等领域,开展全面的卫生监督和执法工作。

7. 传统医学机构 包括中医医院、中医药大学、中药制药厂等。主要职能是培养中医人才,推动中西医结合的发展。

(三)群众卫生组织

群众卫生组织是由专业或非专业人员组成的机构,按人员组成和活动内容的不同,可分为以下三类。

1. 由国家机关和人民团体代表组成的群众性卫生组织 如爱国卫生运动委员会、血吸虫病或地方病防治委员会等。主要任务是组织有关单位部门共同做好卫生工作,以协调有关各方的力量,推动群众性卫生防病。

2. 由卫生专业人员组成的学术性社会团体 如中华护理学会、中华医学会、中华预防医学会及全国各地成立的地方分会等。主要任务是提高医药卫生技术、开展各种学术活动和培训学习、交流经验、科普咨询等。

3. 由群众卫生积极分子组成的基层群众卫生组织 中国红十字会为该组织的代表机构。主要任务是协助各级政府的有关部门,开展群众卫生和社区福利救济工作。

除以上三类卫生组织外,我国目前还有其他部门,如铁道部、交通部、邮电部等也成立了卫生机构,其行政管理归属于相应的部门,卫生专业活动受主管部门和当地卫生管理组织双重管理,并接受隶属于国家卫生健康委员会的卫生机构的指导、帮助和协作。

二、我国城乡医疗卫生服务体系

按地域划分,我国医疗卫生服务体系分为城市和农村医疗卫生服务体系,总体上医疗卫生服务体系以公立医疗卫生机构为主,非公立医疗卫生机构也发挥着重要作用。

NOTE

（一）城市医疗卫生服务体系

大城市分为市、区、基层 3 级，中小城市分为市、基层 2 级。

1. 一级机构（基层医疗卫生机构）　主要是为居民提供医疗预防、卫生防疫、妇女和儿童卫生保健及计划生育等医疗卫生服务。包括社区医疗卫生服务中心，各机关、学校、企事业单位的医务室、卫生所、门诊部、社区卫生服务站。

2. 二级机构（区级医疗卫生机构）　负责一个地区内医疗业务技术指导的工作，是市级医疗卫生机构与基层医疗卫生机构之间联系的纽带。包括区级的中心医院、专科医院、卫生防疫站、妇幼保健站、专科疾病防治机构等。

3. 三级机构（市级医疗卫生机构）　全市医疗业务技术的指导中心，一般由技术水平较高、设备比较先进、科别比较齐全的综合性医院担任。包括市级的中心医院、专科医院、卫生防疫站、妇幼保健院、医药卫生教育和科研机构等。

（二）农村医疗卫生服务体系

农村医疗卫生服务体系是国家和社会针对农村的情况，依法制定的有关疾病的预防、治疗等保护农民生命和权利不受侵犯的各项政策的总和，它包括的内容非常广泛，涉及医疗设施、医护人才、医保资金、疫病控制、妇幼保健、健康教育、卫生监督等方面。

2018 年 10 月，国家医保局、财政部、国务院扶贫办联合印发了《医疗保障扶贫三年行动实施方案（2018—2020 年）》，明确到 2020 年，农村贫困人口全部纳入基本医保、大病保险和医疗救助保障范围，农村贫困人口医疗保障受益水平明显提高。

农村医疗卫生服务体系是指以县级医疗卫生机构为龙头，乡镇卫生院为主体，村卫生室为基础的卫生服务体系。县级医院为县域内的医疗中心，主要负责基本医疗卫生服务及危重急症患者的抢救，并承担对乡镇卫生院、村卫生室的业务技术指导和培训；乡镇卫生院负责提供常见病、多发病的诊疗综合服务，并承担对村卫生室的业务管理和技术指导；村卫生室承担一般疾病的诊治工作。乡镇卫生院和村卫生室共同承担农村居民的基本公共卫生服务。农村医疗卫生服务体系主要承担着预防保健、基本医疗、卫生监督、健康教育、计划生育技术指导等任务，为农民获得基本卫生服务提供保障，可缓解看病难、看病贵问题，实现农村医疗卫生发展目标，实现"小病不出村、一般疾病不出乡、大病基本不出县"。

三、我国医院的服务体系

（一）医院的概念

医院是对广大民众或特定人群进行防病治病的场所，是提供专门的医护人员和医疗设备的机构。医院配有一定数量的病床设施、医护人员和必要的医疗设备。

（二）医院的性质

根据 1982 年 1 月 12 日卫生部颁布实施的《全国医院工作条例》，医院的基本性质是"医院是治病防病、保障人民健康的社会主义卫生事业单位，必须贯彻国家的卫生工作方针政策，遵守政府法令，为社会主义现代化建设服务"。

（三）医院的任务

《全国医院工作条例》在阐明医院性质的同时，还明确了医院的任务是"以医疗工作为中心，在提高医疗质量的基础上，保证教学和科研任务的完成，并不断提高教学质量和科研水平。同时做好扩大预防，指导基层和计划生育的技术工作"。

1. 医疗工作　医院的主要任务是医疗工作。医疗工作以诊治和护理两大业务为主体，并与医技部门密切配合形成医疗团体，为患者提供优质的医疗和护理服务。门诊急诊是医疗工作的第一线;住院医疗是针对危重、疑难、复杂等患者进行的诊治和护理;康复医疗是运用物理、心理等方法,消除和减轻患者的功能障碍,弥补和重建患者的功能缺失,设法改善和提高患者的各方面功能。

2. 教育教学 医学各个专业教育都包括学校教育和临床实践两个阶段,医院为医学生提供了临床实践的场所,目的是加强理论联系实际,提高临床实践技能。同时,医学教育的一个显著特点是终身教育制,在提高学校教育质量的同时,加强专业培训制度化、规范化的工作,使毕业后教育成为医学生毕业后都必须接受的一种医学正规教育制度。因此,医院也是在职人员接受继续教育的场所,目的是更新知识,提高业务技术水平。

3. 科学研究 许多临床问题是科学研究的主要课题,因此医院是医学科学发展的重要基地,承担了科学研究的工作。通过开展科研工作,一方面可以解决临床上的各种疑难问题;另一方面也可将科研成果应用到教学中,促进医学教学的发展。

4. 预防保健和社区卫生服务 除了上述各项任务外,医院还是人民群众的卫生保健中心,承担着各级预防保健和社区卫生服务的工作。如进行健康教育、健康咨询、疾病普查、指导优生优育、倡导健康生活方式等工作,加强人民群众的自我保健意识及提高生活质量。

(四)医院的种类

根据分类方法的不同,可将医院划分为以下类型。

1. 按收治范围分类 可分为综合性医院和专科医院。

(1)综合性医院:设有一定数量的病床且分科全面,一般设有内科、外科、妇产科、皮肤科、肿瘤科、传染科、中医科等各类疾病的诊疗科室,还配备有药剂、检验、影像等医技部门及相应的医护人员和设备。综合性医院除了医疗之外还具有教学、科研、预防保健等功能。

(2)专科医院:主要针对某种疾病或某些器官的疾病而设的医院。如肿瘤医院、传染病医院、结核病防治院、精神卫生中心、口腔医院、眼科医院、妇产科医院、职业病防治院、康复医院等。

2. 根据特定任务分类 根据特定任务和服务对象可将医院分为企业医院、军队医院、医学院附属医院等。

3. 按所有制分类 根据所有制不同可将医院分为全民所有制医院、集体所有制医院、个体所有制医院、股份医院和中外合资医院等。

4. 按医院分级管理办法分类 医院分级管理就是按照医院不同的任务与功能、设施条件、医疗服务质量和管理水平进行综合评价将医院划分为三级(一、二、三级)十等(每级设甲、乙、丙三等,三级医院增设特等)。

(1)一级医院:直接向有一定人口的社区提供预防、医疗、保健和康复服务的基层医疗卫生机构,是我国三级医疗机构的基础。病床数量一般在20～100张,如农村乡、镇卫生院,城市街道卫生院等。

(2)二级医院:向多个社区提供全面的医疗、护理、预防保健服务的卫生机构,并能承担一定的教学、科研任务及指导基层医疗卫生机构开展工作的地区性医院。病床数量一般在100～500张,如一般市、县医院,省、直辖市的区级医院和一定规模的企事业单位、厂矿等的职工医院。

(3)三级医院:向跨地区省、市及全国范围提供医疗卫生服务的机构,是国家高层次的医疗卫生机构。一般是省或全国的预防、医疗、教学和科研相结合的技术中心,直接提供全面的医疗护理、预防保健和高水平的专科服务。同时指导一、二级医院的医疗工作。病床数量一般在500张以上,如国家、省、市直属的大医院、医学院的附属医院等。

5. 按经营目的分类 分为非营利性医院和营利性医院。

NOTE

（五）医院工作的特点

医院工作的特点是以服务对象为中心,组织医护人员运用医学知识与技能,诊断、治疗、预防和护理患者,为患者及社会人群服务。这是医院系统区别于其他系统的本质特点。离开对患者的医学服务,医院就没有存在的必要。只有按照医院工作的特点,做好管理工作,才能管好医院。

1. 医院工作以患者为中心、医疗为主体,一切为了患者 医院一切部门的工作都要围绕患者进行,要保证患者安全,强调医疗质量和医疗效果,如预防医院内感染,减少并发症,尽量保持患者生理、精神上的功能等,加强医护人员职业道德和技术水平,不断提高医院服务质量。同时在诊疗过程中,满足患者的基本需要,包括舒适卫生的环境、身心安全的护理、保证营养的膳食等,这些工作由医院医疗、护理、医疗技术、后勤等各部门相互配合协调,共同完成。

2. 医院工作科学性、技术性强 医院是以医学科学技术为服务手段的,而患者又是个非常复杂的有机整体,因此要求医护人员按照生物-心理-社会的现代医学模式去做,既要有扎实的医学基础知识和熟练的技术操作能力,更要有团结协作的精神和良好的服务态度,熟悉人文科学、心理学、社会学和流行病学等知识,重视人才的培养和训练,发挥仪器设备的最大效能。

3. 医院工作随机性大、规范性强 一方面医院各科的病种复杂繁多,病情千变万化,需要临时调配人员加强观察和处理,加上突发事件和难测性灾害等抢救任务很重,医院工作的随机性很大,医护人员必须具有随机应变的能力。另一方面医院的医疗行为关系到人的生命安全,因此医院必须要有严格的规章制度,明确岗位责任制,在医疗工作程序、技术操作上达到规范化,符合质量标准。

4. 医院工作时间性、连续性强 医院在诊治抢救工作中须分秒必争。时间就是生命,抢救及时才能挽救患者生命,在抢救过程中,又要严密、连续地观察患者病情变化,因此医院工作的时间性、连续性强,医院要顺应这个特点安排医护人员的工作时间。

5. 医院工作社会性、群众性强 医院是一个复杂的开放系统,也是社会系统中较复杂的组织之一。医院工作必须满足社会对医疗的要求。医院工作服务范围广,它联系社会、家庭和个人,每个人的生、老、病、死都离不开医院,需要医护人员发扬救死扶伤的人道主义精神,按医疗规律办事;然而医院工作又受到社会条件的制约,搞好医院工作离不开社会的支持,需调动各方面因素为医疗服务,坚持群众性,以社会效益为主,搞好医院的经营管理。

6. 医院工作是脑力和体力相结合的复合型劳动 医院工作需要掌握医学知识和技能,将脑力与体力相结合,是一项创造性的劳动。要提高科学技术水平、发挥医院卫技人员的积极性,在于管理者如何根据这个特点,重视人才培养和技术建设,并注意设备的更新和管理。

知识链接3-1

公立医院高质量发展工程

《"十四五"优质高效医疗卫生服务体系建设实施方案》明确提出,中央预算内投资重点支持国家医学中心、区域医疗中心建设,推动省域优质医疗资源扩容下沉,支持脱贫地区、三区三州、中央苏区、易地扶贫、搬迁安置地区县级医院提标扩能,加快数字健康基础设施建设,推进健康医疗大数据体系建设,扩大优质医疗资源辐射覆盖范围,进一步缩小区域、城乡差距,更好满足群众就近享有高水平医疗服务需求。将中医医院统筹纳入国家医学中心、区域医疗中心等重大建设项目。地方政府要切实履行公立医疗机构建设主体责任,加快未能纳入中央预算内投资支持范围的市、县级医院建设,全面推进社区医院和基层医疗卫生机构建设,力争实现每个地市都有三甲医院,服务人口超过 100 万的县有达到城市三级医院硬件设施和服务能力的县级医院。

四、我国护理的组织体系

(一)各级卫生行政部门的护理管理组织机构

在护理行政管理系统中,自卫生部门到基层已经形成了护理管理的组织机构,并定期研究我国护理工作的发展和存在问题。

1. 国家卫生健康委员会护理管理机构 国家卫生健康委员会下设的医政医管局是我国护理管理的最高机构。它的职责和任务是负责全国城乡医疗机构制定有关护理工作的政策、法规、人员编制、规划、管理条例、工作制度、职责和技术质量标准等;配合教育、人事等部门对护理教育、人事等进行管理;进行护理质量控制和技术指导、专业骨干培训和国际合作交流。

2. 各级地方卫生行政部门的护理管理机构 各级地方卫生行政部门的护理管理机构包括各省、自治区、直辖市及其下属各级卫生行政部门的护理管理机构。它的职责和任务是在主管护理工作者的领导下,根据实际情况,负责制定护理工作的具体方针、政策、法规和护理技术标准,提出发展规划和工作计划,检查执行情况,组织经验交流,听取护理工作汇报,研究解决存在的问题,与当地护理学会相互配合共同做好工作。在地市以上卫生厅(局)医政处、科配备一名或一名以上具有一定专业技术水平、临床护理经验和组织管理能力的主管护师(或主管护师以上的技术职称),全面负责本地区的护理管理。

3. 中华护理学会 中华护理学会作为中国科学技术协会(简称中国科协)所属全国性自然科学专门学会之一,受中国科协和国家卫生健康委员会双重领导。其总会设在北京,全国 31 个省(自治区、直辖市)和香港、澳门特别行政区均设有地方护理学会。2013 年 5 月 8 日中华护理学会获准加入国际护士会。学会的宗旨和任务是团结全国广大护士,为繁荣和发展中国的护理事业,促进护理学科出成果、出人才,积极开展国内外学术交流和技术培训;组织重点学术课题的探讨和科学研究;编辑出版《中华护理杂志》和其他护理学术资料;向广大群众普及卫生保健和护理知识;推荐奖励优秀学术论文和科普作品,对国家重要的护理技术、政策和有关问题提供咨询,提出合理化建议;反映护理科技工作者的意见和呼声,维护其正当权益。

(二)医院内护理组织系统

我国医院内护理组织系统经过多次变革,医院护理部几度建立与撤销。1950 年,各医院开始实行科主任负责制,曾一度取消了护理部,护理质量随之下降。1960 年,恢复护理部对医院护理工作的管理,但在 1966—1976 年,又再次取消了护理部,取消了医护分工,提倡"医护一条龙"等错误做法。各医院护理管理不到位,护理质量达不到满意的效果。从 1979 年开始,卫生部加强了对护理工作的管理,1986 年卫生部召开了全国首届护理工作会议,会后公布了《关于加强护理工作领导理顺管理体制的意见》,其中对各级医院护理部的设置做出了具体而明确的规定。各级医院健全完善了护理管理体制,由护理部负责护士的培训、调动、任免、考核、晋升及奖励等,提高了护士的素质,保障了护理质量。

1. 护理行政管理体制 目前,我国医院护理行政管理体制主要有以下三种:①在院长领导下,设护理副院长→护理部主任→科护士长→护士长,实施垂直管理;②在主管医疗护理副院长领导下,设护理部主任→科护士长→护士长,实行垂直管理;③床位不满 300 张的医院,不设护理部主任,只设立总护士长→护士长的二级管理结构。护理部主任或总护士长由院长聘任,副主任由主任提名,院长聘任。100 张床以上或 3 个护理单元以上的大科,以及任务繁重的手术室、急诊科、门诊部设科护士长 1 名,由护理部主任聘任。在护理部主任领导和科主任业务

NOTE

指导下,全面负责本科的护理管理,有权在本科范围内调配护士。病房护理管理实行护士长负责制。病房护士长由护理部主任或总护士长聘任,在科护士长领导下和病房主治医师共同配合做好病房管理工作。

2. 护理管理组织系统 护理管理系统是医院总系统中的一个分系统,在医院管理机构设置中,护理管理机构不但领导临床科室、手术室、门诊、供应室等护士工作,发挥指挥效能,同时还与后勤和医务管理机构相互协调,共同讨论医院内各系统的业务合作关系,根据医院不同规模和任务,设立不同的护理组织机构。这些机构中的每个人,随着医学模式的转变和医院功能的扩大,共同承担着完成医院总目标的任务。

3. 护理部的管理职能 护理部(nursing department)是医院护理工作的指挥中心,护理部的工作管理水平,对全院各项护理工作的开展和护理质量的控制起着至关重要的作用。在医院工作中,护理与临床医疗工作有着非常密切的关系,护理质量的高低直接影响着医疗质量。因此,对护理部的人员素质和工作管理有着严格的要求。护理部在医院管理中的地位,决定它的主要工作职能有以下几点。

(1)在院长、分管护理工作的副院长的领导下,负责全院护理工作,拟订护理工作的近、远期计划,具体组织实施,并定期进行检查及总结。

(2)制定全院护理管理标准,包括护理常规、质量标准、规章制度、工作职责、排班原则等,督促检查各级护士的执行情况。

(3)制定护理技术操作规程和护理文书书写标准(含护理病历、各种记录单、表格、交班报告等),做好护理资料的登记工作。

(4)加强对护士长的领导与培养,提高其业务水平和管理能力,对重、危、难患者的护理过程进行技术指导。

(5)调配院内护理力量,合理使用护士,发挥护士的积极性;协调处理与科主任、医疗技术、后勤等部门的关系。

(6)负责全院护士的业务培训、技术考核、教学、进修等工作,建立护士技术档案;提出晋升、任免、奖惩意见;组织全院护理查房;领导护士学习先进的护理经验,积极鼓励护士钻研业务,有计划地造就一支高素质的护理队伍。

(7)负责领导护理科研工作,组织制定规划,选定课题,提出措施,抓好落实;根据实际情况有计划地开展护理新业务、新技术,不断提高护理质量。

(8)组织护士长定期分析护理质量,采取措施减少护理差错,严防护理事故发生,并负责护理方面的医疗纠纷与事故的处理。

(9)负责提出有关护理物品、仪器设备等的增配意见。

第三章
目标测试

护考考点提示

我国医院护理行政管理体制。

讨论与思考

1. 医院分级管理办法把医院分为几级几等?
2. 护理行政管理体制是什么?

NOTE ·

小结

我国医疗卫生体系发展概况;我国医疗卫生服务体系的构成和我国城乡医疗卫生服务体系;医院的分类、医院的特点和护理行政管理体制。

（刘锦锦）

NOTE

第四章　护士与患者

第四章PPT

第四章
思维导图

▶▶▶

学习目标

1. 了解护士素质概念、护士行为规范、角色概念和护士角色特征。
2. 熟悉影响患者角色适应的因素、患者角色适应中的问题、护患关系的概念及性质。
3. 掌握护士素质内容、护士与患者的权利与义务、护患关系的模式、建立良好的护患关系过程。
4. 培养护生为人民服务的护理职业精神。

案例导入

实习护士小李,第一天上班,为了给老师和患者留个好印象,早起自己梳了个漂亮的发型,发际线两侧刘海长长地贴在两颊,超过了耳垂的位置,还画了个漂亮的淡妆,戴上红玛瑙手镯,喷上浓浓的香水,信心满满地去上班,结果一到科室就发现带教护士眉头紧皱地看着她,还有同事开始不停地打喷嚏。

分析提示:
1. 作为一名实习护士,小李的仪容修饰是否恰当?
2. 实习护士小李的修饰会不会影响护患关系?

第一节　护 士 素 质

一、素质的概念

素质是指人在先天遗传的基础上受后天的社会环境和教育等因素的影响结合自身认识和实践而形成和发展起来的身心方面比较稳定的基本品质。

护士素质是在一般素质的基础上,结合护理专业特点,对护士提出的特殊的素质要求,它不仅体现在护士的言谈举止、仪表风范等外在形象上,还体现在护士的道德品质、业务能力等内在素养上。护士必须具备良好的综合素质,这样既能顺应社会和护理工作的需要,又能充分实现其个人的人生价值。

二、护士的素质要求

护士的职业素质是指从事护理专业所需要的特殊性质方面的要求。

(一)思想品德素质

护士应热爱护理事业,热爱本职工作,具有为人类健康服务的敬业精神;有良好的医德医风,廉洁奉公;关心患者疾苦,想患者所想,急患者所急。对患者有高度的责任心、同情心和

NOTE

爱心。

(二)专业素质

(1)有扎实的专业理论知识。

(2)有娴熟的护理操作技能。

(3)具有敏锐的观察力,善于捕捉有用的信息;有丰富的想象力,勇于技术创新。

(4)具有良好的应变能力和综合分析问题、解决问题的能力。

(三)身体心理素质

护理工作负荷沉重,频繁倒班,风险性大,因此,只有具备良好的身体素质,才能更好地为患者服务。同时,还要有健康的心理,稳定的情绪,宽容豁达的胸怀。工作作风严谨细微,主动、果断、敏捷、实事求是。尊重患者,尊重同事,团结协作,建立良好的人际关系。

(四)科学文化素质

1. 基础文化知识 现代护理学的发展要求护士必须具备一定的基础文化知识,掌握相应的数理化知识是深入理解医学、护理学理论的必备条件,也是更快更好地接受现代科学发展产生的新理论、新技术的先决条件。

2. 人文及社会科学知识 医学模式的转变使护理学的定位从纯医学范畴转变到自然科学与社会科学相结合的领域。护士需要掌握一定的心理学、伦理学、哲学、美学等人文及社会科学知识,积极培养自己的综合能力,不断扩展自己的视野,才能更好地为患者服务。

三、护士行为规范

(一)护士的仪表与仪容规范

1. 仪容 整洁、美观、自然、大方、雅净。面部干净清爽,无汗渍、无油污、无泪痕、无其他不洁之物。牙齿清洁,无异物,口腔无异味,避免发出异响,如打哈欠、打喷嚏、咳嗽、打嗝等。

2. 修饰 护士不宜佩戴夸张的饰物,如需佩戴,应与环境、服装协调;不留长指甲,不涂彩色指甲油;不浓妆艳抹,可化淡妆,以自然、清丽、高雅、和谐为宜。

3. 服饰

(1)护士帽:有燕帽和圆帽两种。燕帽是护士职业的象征,佩戴时要戴正戴稳,高低适中(距前额发际4~5 cm),用白色发卡固定于帽后;长发要梳理整齐盘于脑后,发饰应素雅庄重。佩戴圆帽时前达眉睫,后遮发际,头发全部塞在帽子里面,边缝置于脑后,边缘整齐。

(2)护士服:护士工作的专用服装,在工作场合应按医院或科室要求着护士服,非工作场所不能穿护士服。护士服应干净、整洁、得体、内衣不外露,并按要求佩戴工牌。

(3)护士鞋和袜:护士鞋要求样式简洁,以软底、防滑、平跟或坡跟为宜,注意颜色与服装的协调,以白色为主。袜子应为单色,以肉色或浅色为佳,如果穿裙装,应配长筒袜或裤袜,袜口不能露在裙摆或裤脚的外面。

(4)口罩:应清洁、美观、无污染,松紧合适,遮住口鼻,取、戴口罩前应先洗手。

(二)护士的语言行为规范

详见第五章护理工作中的人际沟通。

(三)护士的非语言行为规范

非语言沟通指的是使用除语言符号以外的各种符号系统,包括形体语言、副语言、空间利用以及沟通环境等进行沟通。在沟通中,信息的内容部分往往通过语言来表达,而非语言则作为提供解释内容的框架,来表达信息的相关部分。因此,非语言沟通常被错误地认为是辅助性或支持性角色。

NOTE

1.体语 体语即以身体动作等特征表达出来的意义信息系统。如倾听、沉默、面部表情、手势、姿势、抚摸和拥抱等身体接触的方式。它们可以代替自然语言,辅佐深层次意义的表达,流露真实的感情。

2.目光接触 目光接触可以表露对对方的理解、鼓励和热诚等含义。

3.人际距离 人际距离可以了解人际关系的亲密程度。Edward Hall 是美国文化人类学家,他曾说过人与人之间有以下四种空间距离。

(1)公众距离:可以达到 360 cm 之远(适用于专题讲座、学术报告、座谈会等)。

(2)社交距离:120～360 cm(适用于社会交谈、商贸谈判、护理查房、上下级关系等)。

(3)个人距离:45～120 cm(适用于可以伸手碰到对方,虽然认识却没有特别关系)。

(4)亲密距离:0～45 cm(通常适用于亲人、很熟的朋友、情侣或是夫妻)。

4.时间控制 选择适宜的时间段和控制适当的时间长度进行交谈,有助于促进治疗关系的稳定和有效。

5.实物与环境 人们用以表现自己的专业属性和性格特征、了解他人的无声语言。

6.类语言 类语言一般包括声音要素和功能性发音。前者如音质、音量、音调、节奏等辅助性语言,后者则指无固定词义的发音,如哭、笑、叹息、呻吟等。它们能够弥补语言表达感情的不足,增加语言的特殊意义。

(四)护士的姿态规范

1.站姿 身姿挺拔,头正颈直,双目平视,下颌微收,收腹挺胸,双手臂自然下垂,放于身体两侧,双腿直立。

2.坐姿 右脚后退半步,稍微侧头,顺左眼余光,抬左手或双手从腰部向后下扶衣裙,缓缓落座,坐在椅子前 1/3 或 1/2 处,呈浅坐势,双手重叠放于左侧大腿中 1/3 处,双脚平放在地面上,足尖朝前,或双脚前后稍错开,躯干与大腿成 90°角,腰背挺直。体现端庄、稳重、文雅、舒适。

3.行姿 行走时,应双目平视前方,挺胸收腹,双臂自然摆动,步态轻盈,稳健端庄,自然大方。

4.蹲姿 蹲下时,右脚后退半步,前脚掌着地,脚跟抬起,双手或左手从腰部向下扶衣裙,缓缓蹲下,双手分别放在同侧大腿下 1/3 处。

5.端治疗盘 用双手拇指和食指撑住盘的两侧,其余三指分开托于盘的底部,原则上要求双手不能触及盘的内缘。需要开门时不要用脚踹门,可用左手端盘靠近身体,用右手开门或用背部推开门。

6.推治疗车 以正确的行走姿势,上身略前倾,车距身体前侧约 15 cm,双手自然扶治疗车左右两侧扶手,肘关节自然放松。向前轻轻推动治疗车,尽量减少治疗车推行过程中发出的声响;当遇不平路段时要注意保护治疗车上的物品和药物,防止跌落;进病房时,先开门,与患者打招呼,后推车进屋,随手把门关上。

7.携带病历 以正确的行走姿势,单手拿病历侧边,病历的另一侧边轻轻靠近身体。

第二节 角 色

一、角色的概念

角色是戏剧中的一个专有名词,指处于一定社会地位的个体或群体在实现与这种地位相联系的权利与义务时所表现出的符合社会期望的模式化的行为。

角色扮演指个人具备了充当某种角色的条件,承担和再现角色的过程与活动。

二、角色扮演主要内容

(一)角色的确定

在社会舞台上,人不能随心所欲地扮演角色,角色的承担首先要有一个确定的过程,或者说需要经过"认同",证明一个人的实际地位、身份等与其承担的角色相一致。角色确定是在长期社会互动中完成的。

(二)角色距离

角色距离是指一个人与他所承担的角色之间存在的差距。所谓表现出"角色距离"者,包括那些行为、品质达不到角色规范的人。当一个人不承担某种角色时,其行为便不构成角色距离。角色距离表明:自我与理想的角色模式是分离的,它妨碍一个人进入角色。

(三)角色的表现

社会角色的表现需要一系列手段。一方面它们起着象征作用,既作为角色表现的标志,又是角色活动的场所;另一方面它们也具有实用性。

(四)扮演过程

角色扮演需要经过两个环节,一是对角色的期望,一个人在承担某一角色时,首先遇到的是社会或他人的期望。二是对角色的领悟,即角色承担者对角色的实践,这是期望与领悟的进一步发展,是在其实际行动中表现出来的角色。

(五)角色集

角色集指一组相互依存、相互补充的角色。角色集包括两种情况,一是多种角色集中在一个人身上,如一个人同时承担着母亲、医生、主任、工会会员、兼职教授等多种角色。它主要强调一个人的内部关系。二是不同角色的承担者由于特定的角色关系而联结在一起。如在医院里,医生、护士、患者、患者家属等聚合在一起形成角色集。

(六)角色失调

角色失调指在角色扮演中发生了矛盾,遇到了障碍甚至遭到失败。常见的角色失调有以下几种。

1.角色冲突 角色冲突即在角色之间或角色内部发生矛盾、对立,妨碍角色扮演的顺利进行。角色冲突有两类,一是不同角色之间的冲突,如忠孝不能两全、照顾家庭和工作任务冲突等。二是同一角色承担者自身产生的冲突,俗语"久病床前无孝子"即体现了角色内的冲突。

2.角色不清 角色不清即社会大众或角色扮演者对于该角色的行为规范认识不清楚。在社会与文化急剧变迁时期,很多社会角色的行为规范都超出了过去人们习以为常的范围。在变迁中,当一种新角色初次出现,社会还没来得及对其权利与义务做出规定,也会造成角色不清。

3.角色中断 角色中断指处在某一角色地位的人,由于主观或客观的原因不能将该角色扮演到底而出现的中途间断的现象。如在职职工突然失业等。

4.角色失败 角色失败亦称为角色崩溃。这是一种最严重的角色失调现象,是指角色承担者被证明已不可能继续承担或履行该角色的权利与义务,不得不中途退出舞台,放弃原来角色的一种现象。

NOTE

三、护士角色

护士角色是指护士应具有的与护理职业相适应的社会行为模式,这种模式起源于职业要求,并随着社会的变迁而变化。

四、护士角色功能

(一)历史上护士角色功能

在历史发展过程中,护理工作起源很早,但是,独立的护士角色出现较晚。最初的民间护士形象是"母亲代理人"。护士像母亲哺育儿女一样给患病受伤者以关怀和照顾。

后来西方社会的医院在宗教的影响下,认为照顾伤、残、弱者与拯救人的灵魂是同等重要的,很多修女、基督教徒从事医疗护理工作,视护理患者为己任。这一时期护士角色带有浓厚的宗教色彩,护士形象是修女形象。

16世纪至19世纪,护理进入历史上的黑暗时期。在这一时期,护士往往由出身低微、道德不好的妇女,甚至酒鬼、罪犯来担任,因而护士被看作"仆人"形象。

(二)当代护士角色功能

当代护士角色功能见图4-1。

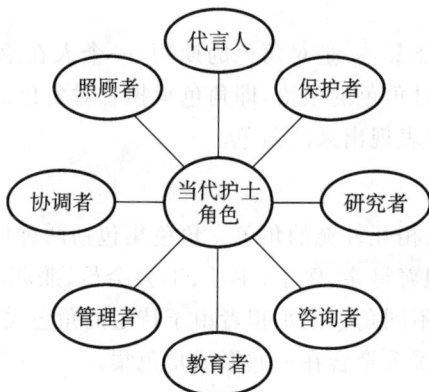

图 4-1　当代护士角色功能

五、护士的权利与义务

(一)护士的权利

(1)护士有按照国家有关规定获取报酬、享受福利待遇、参加社会保险的权利。任何单位或者个人不得克扣护士工资,降低或者取消护士福利待遇等。

(2)护士有获得与其所从事的护理工作相适应的卫生防护、医疗保健服务的权利。从事直接接触有毒有害物质、有感染传染病危险工作的护士,有依照有关法律、行政法规的规定接受职业健康监护的权利;患职业病时,有依照有关法律、行政法规的规定获得赔偿的权利。

(3)护士有按照国家有关规定获得与本人业务能力和学术水平相应的专业技术职务、职称的权利;有参加专业培训、从事学术研究和交流、参加行业协会和专业学术团体的权利。

(4)护士有获得疾病诊疗、护理相关信息的权利和其他与履行护理职责相关的权利,可以对医疗卫生机构和卫生主管部门的工作提出意见和建议。

(二)护士的义务

(1)护士应当遵守法律、法规、规章和诊疗技术规范。

(2)护士在执业活动中,发现患者病情危急,应当立即通知医生;在紧急情况下为抢救垂危患者生命,应当先行实施必要的紧急救护措施。

(3)护士发现医嘱违反法律、法规、规章或者诊疗技术规范规定的,应当及时向开具医嘱的医生提出;必要时,应当向该医生所在科室的负责人或者医疗卫生机构负责医疗服务管理的人员报告。

(4)护士应当尊重、关心、爱护患者,保护患者的隐私。

(5)护士有义务参与公共卫生和疾病预防控制工作。发生自然灾害、公共卫生事件等严重威胁公众生命健康的突发事件时,护士应当服从县级以上人民政府卫生主管部门或者所在医疗卫生机构的安排,参加医疗救护。

六、患者角色的概念

患者角色又称患者身份,是被疾病的痛苦所折磨,并有治疗和康复的需要和行为,通过患病和康复的过程,与家庭、社会、医护人员之间产生互动的个体。

七、患者角色特征

(1)患病的人可免除正常的社会角色所应承担的责任,即患者可从其正常时所扮演的社会角色中解脱出来。

(2)患者对其陷入疾病状态是没有责任的,他们有权利接受帮助。

(3)患者有治好疾病的义务,有责任恢复健康。

(4)患者应主动寻求专门技术的帮助,通常是医护人员的帮助,并应在试图恢复健康的过程中与医护人员合作。

八、患者角色适应中的问题

(一)角色行为缺如

角色行为缺如即患者未能进入角色。虽然医生诊断其有病,但患者本人否认自己有病,根本没有或不愿意识到自己是患者。

(二)角色行为冲突

同一个体常常承担着多种社会角色。当患病并需要从其他角色转化为患者角色时,患者一时难以实现角色适应。

(三)角色行为减退

已进入角色的患者,由于更强烈的情感需要,不顾病情而从事力所不及的活动,表现出对病、伤的考虑不充分或不够重视,而影响到疾病的治疗。

(四)角色行为强化

由于依赖性加强和自信心减弱,患者对自己的能力表示怀疑,对承担原来的社会角色恐慌、不安,安心于已适应的患者角色现状。或者自觉病情严重程度超过实际情况,小病大养。

(五)角色行为异常

患者受病痛折磨以及悲观、失望等不良心境的影响导致行为异常,如对医护人员的攻击性言行,病态固执、抑郁、厌世,甚至自杀等。

九、影响患者角色适应的因素

(一)自身状况

患者的年龄、性别、性格、文化程度、生活习惯、工作环境、家庭经济状况、人际关系等会影

NOTE

39

响患者的角色适应。

(二)疾病状况

患者疾病的种类、性质、严重程度、预后、症状的可见性等会影响患者的角色适应。

(三)医疗状况

医疗条件和水平、医护工作者的态度等会影响患者的角色适应。

十、患者的权利与义务

(一)患者的权利

1. 生命权　生命权即一个人在心跳、呼吸、脑电波暂停情况下的再生存权。患者的再生存权是医生在患者心跳、呼吸暂停的情况下,也不能放弃对患者的抢救,应尽一切可能救治患者。

2. 身体权　患者对自身正常或非正常的肢体、器官、组织拥有支配权,医护人员不经患者同意、患者家属签字不能随意进行处理,否则将触犯法律。

3. 健康权　健康权是指患者不仅拥有生理健康权,还享有心理健康权;患者到医院就诊的目的就是请求医生为其解除身心疾病的痛苦,而帮助患者恢复健康身心是每一位医护人员的责任。

4. 平等的基本医疗权　公民在患有疾病时,有从国家和社会获得物质帮助的权利,国家应发展为公民享受这些权利所需要的医疗卫生事业。

5. 知情权　患者对自己的病情有知情权,有治疗、检查、用药、收费、病历资料等方面的知情权。

6. 决定权

(1)患者有权自主选择到任何一家合法医疗机构接受医疗服务。

(2)患者在任何医疗处置和(或)治疗前,医生应告知其有关的详情,包括目的、危险性、其他可选择的方法等,以帮助患者做出决定。

(3)患者在接受治疗时,如果觉得需要征求其他医生的意见,患者有权向医生提出会诊的要求,或自己向其他医生或医疗机构咨询。

(4)患者对于手术中切除的器官、组织、遗体的使用有决定权。

(5)患者有权选择是否参加医学研究计划。医院必须事先取得患者的书面同意,才可请患者参加医院所进行的医学研究计划。医院也必须事先向患者解释清楚医学研究计划各方面的详情。

7. 保护隐私权　患者对医生所说的心理、生理及其他隐私有权要求保密,医护人员未经患者同意,不得随意公开患者隐私。

8. 患者的求偿权　在医疗过程中发生差错、事故时,患者及其家属有提出一次性经济补偿的权利。

9. 免除一定社会责任和义务的权利　患者可根据所患疾病的性质、病情的严重程度,部分或全部免除其未患病时所担任的社会角色的责任。

(二)患者的义务

(1)患者有保持和恢复健康、积极接受、配合治疗的义务。

(2)患者有遵守医院各种规章制度和按时缴纳医疗费用的义务。

(3)患者有尊重医护人员及其他患者的义务。

(4)患者有支持医学科学发展的义务。

第三节 护患关系

一、护患关系的概念

护患关系是在医疗护理实践活动中,护理人员与患者之间确立的一种人际关系。随着护理实践范围和功能的扩大,护患关系中的活动主体包含了更丰富的内容。护理人员一方可以是护理员、护士、护士长或护理部主任,而患者一方可以是患者及其家属、陪护人、监护人、患者所在的单位,甚至媒体舆论等。

二、护患关系的性质

1.专业性、帮助性的人际关系 在护患关系中,护士作为专业帮助者处于主导地位,并以患者为中心,主动为患者提供专业性的、有利于患者的帮助和照顾。

2.治疗性、工作性的人际关系 护患关系是建立在护理活动过程中的,是一种为了患者早日康复而建立起来的工作性的关系,护士在整个护患关系中参与并执行患者的治疗护理工作,因此也是一种治疗性的关系。

3.多方位的人际关系 在护患关系的专业互动中,护士与患者是相互影响的,双方的知识、情绪、背景、价值观、经历等都会影响彼此的关系,受多方因素,甚至其他相关人员因素影响。如家属、医生、营养师等。

三、护患关系的模式类型

1.主动-被动型模式 主动-被动型模式的特点是"护士为患者做治疗",模式关系的原型为母亲与婴儿的关系。在此模式中,护士常以"保护者"的形象出现,处于专业知识的优势地位和治疗护理的主动地位,而患者则处于服从护士处置和安排的被动地位。在临床护理工作中,此模式主要适用于不能表达主观意愿、不能与护士进行沟通交流的患者,如神志不清、休克、痴呆以及某些精神病患者。

2.指导-合作型模式 指导-合作型模式的特点是"护士告诉患者应该做什么和怎么做",模式关系的原型为母亲与儿童的关系。在此模式中,护士常以"指导者"的形象出现,根据患者病情决定护理方案和措施,对患者进行健康教育和指导;患者处于"满足护士需要"的被动配合地位,根据自己对护士的信任程度有选择地接受护士的指导并与其合作。在临床护理工作中,此模式主要适用于急性患者和外科手术后恢复期的患者。

3.共同参与型模式 共同参与型模式的特点是"护士积极协助患者进行自我护理",模式关系的原型为成人与成人的关系。在此模式中,护士常以"同盟者"的形象出现,为患者提供合理的建议和方案,患者主动配合治疗护理,积极参与护理活动,双方共同承担风险,共享护理成果。在临床护理工作中,此模式主要适用于具有一定文化知识的慢性疾病患者。

4.消极-被动型模式 消极-被动型模式的特点是护士处于消极状态,工作被动,缺乏使命感和责任感。

四、护患关系的影响因素

1.护士因素 护士的服务态度、专业技能、沟通方式、职业道德水平等均会影响护患关系。

2.患者因素 患者医学知识了解程度、角色适应情况、期望值、患者自身素质、对护理工作的认识等均会影响护患关系。

NOTE

3.护理管理因素 医院管理、环境、人际氛围等。

五、护患关系建立过程

1.第一期(观察熟悉期) 患者与护士初期的相互接触阶段,此期的主要任务是与患者建立相互了解和信任关系。

2.第二期(合作信任期) 护士与患者在彼此信任的基础上开始了护患合作,此期的主要任务是应用护理程序解决患者的身心问题,满足其需要。

3.第三期(结束评价期) 护患之间通过密切合作达到了预期的护理目标,患者康复出院。此期的主要任务是对护患关系进行评价,同时做好健康教育和出院指导。

六、如何建立良好的护患关系

(1)加强继续教育,提高护理队伍的整体素质。
(2)增强服务意识,加强护患沟通,掌握沟通技巧。
(3)提高护士自身素质。
(4)尊重并理解患者。
(5)优化护理管理。

讨论与思考

1.建立良好的护患关系对护士有什么要求?
2.如何提升护士职业素质?

小结

本章主要讲述了护士的职业素质、护士角色、患者角色、护士与患者的权利与义务、护患关系等内容,介绍了护士的行为规范、患者角色适应的问题以及如何建立良好的护患关系。为护生后期的专业课学习打下基础。

(杨 萍)

第四章
目标测试

NOTE

第五章　护理工作中的人际沟通

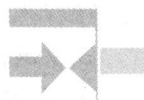

第五章 PPT

学习目标

1. 了解人际沟通的要素、人际沟通的类型。
2. 熟悉人际沟通的障碍和影响因素。
3. 掌握护患沟通的目的和技巧。
4. 沟通过程中注意尊重患者,保护患者隐私。

第五章 思维导图

案例导入

患者,女,48岁。经双肺 CT 和双肺磁共振明确诊断为肺癌,且有手术指征。患者得知诊断结果后表现为紧张、恐惧心理,不愿与人沟通,在病房默默流泪。

你作为责任护士,应如何与该患者沟通?

分析提示:

患者因被诊断为癌症,对疾病的认知、治疗及预后等信息均不了解,认为癌症即等于死亡,因此表现为情绪低落,拒绝交流。护士在沟通时应把握患者的特点。

人际沟通是人类社会交往的基本形式,是人类运用语言符号系统或非语言符号系统传递信息的过程,也是建立人际关系的基础。传播学中有句名言:沟通无处不在,沟通无时不有。沟通是一切人际关系赖以建立和发展的前提,是形成、发展人际关系的根本途径。假如人类在思想感情上存在着广泛而持久的沟通联系,就标志着他们之间已经建立起了较为密切的人际关系。

第一节　人际沟通概述

一、人际沟通的概念

沟通作为一个社会心理学名词,有狭义及广义之分。狭义的沟通指以信息符号为媒介,人与人之间所进行的信息、思想及情感的交流。广义的沟通是指人类整个社会的沟通,不仅包含信息、思想及情感的沟通,同时也包含相互作用个体的全部社会行为,以及采用各种大众传播媒体所进行的沟通。本章所指的沟通为人际沟通,是人与人之间借助语言和非语言行为,进行彼此间信息、思想及情感交流的过程。

二、人际沟通的特征

1. 目的性　在人际沟通中,沟通双方都有各自的动机、目的和立场,都设想和判定自己发出的信息会得到什么样的回答,而双方的动机、目的和立场可能相同也可能不相同。

NOTE

2.象征性 沟通可能是语言性也可能是非语言性,如面部表情能够表现出非语言沟通,或者用文字沟通,如书信或文章文摘等,能够传达出其表征的含义,均有一种象征性的作用。

3.关系性 其指在任何的沟通中,人们不只是分享内容意义,也显示彼此间的关系。

4.互动性 形成一个良性的双向互动沟通,必须包含三个行为,即说的行为、听的行为和问的行为。一个有效的互动沟通技巧就是由这三种行为组成的。

第二节　人际沟通的基本要素及方式

一、人际沟通的基本要素

人际沟通是由多个要素组成的动态的和多维的复杂过程,各构成要素及相互间的关系见图 5-1。

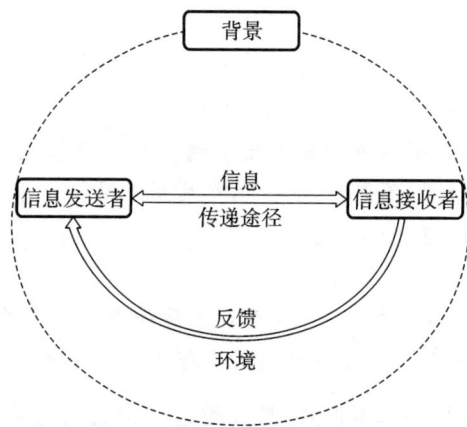

图 5-1　人际沟通的基本要素

1.信息发送者 信息发送者是具有信息并试图沟通的个体,由其确定沟通对象,选择沟通目的,始发沟通过程。沟通前一般需要一个准备阶段,个体明确需要沟通的信息,并将它们转化为信息接收者可以接受的形式,如语言、文字、表情等。沟通的准备过程实际上是个体整理思路,对自己的身心状态明确化的过程。

2.信息 传递信息时沟通者试图传达他人的观点和情感。个体的感受要为他人接收,就必须将它们转化为各种不同的可以为他人察觉的信号。在沟通使用的各种符号系统中,最重要的是词语。词语可以是声音信号,也可以是形象符号。面对面的沟通除了词语本身的信息外,还有沟通者的心理状态的信息,这些信息可以使沟通双方产生情绪的互相感染。

3.通道 通道是沟通过程的信息载体。人的各种感官都可以接收信息。人接收的信息中,通常视听信息的比例较大,人际沟通是以视听交流为主的沟通。日常的人际沟通以面对面的沟通为主,但也可以通过广播、电视、报刊、网络、电话等媒介进行沟通。在各种沟通方式中,影响力最大的还是面对面的沟通方式。因为面对面的沟通除了词语信息外,还有双方的整体心理状态的信息,并且信息发送者和信息接收者还有互动和反馈,这些因素综合起来,可以保证沟通的顺利进行。

4.信息接收者 信息接收者是沟通的另一方。个体在接收带有信息的各种音形符号后,会根据自己的经验,把它转译为信息发送者试图发送的信息或态度、情感。由于信息发送者和信息接收者是两个不同的经验主体,所以信息发送者发送的信息内容,与转译和理解后的信息内容是有差异的,沟通的质量取决于这种差异的大小。

5. 反馈 反馈使沟通成为一个双向的交互过程。在沟通中,双方都不断地把信息回送给对方,这种信息回送过程叫反馈。反馈可提示信息发送者,信息接收者所接收和理解信息的状态。此外,反馈也可能来自自身,个体可以从发送信息的过程或已经发送的信息中获得反馈。这种自我反馈也是沟通得以顺利进行,并达到最终目的的重要条件。

6. 背景 背景是沟通发生时的情境。它影响沟通的每个要素以及整个沟通过程。沟通中,许多意义是背景提供的,词语和表情等的意义也会随着背景的不同而改变。沟通的背景包括心理背景、物理背景、社会背景和文化背景等。

二、人际沟通的基本方式

按沟通符号来分,人际沟通的方式大致可以分为语言沟通和非语言沟通,现实沟通和虚拟沟通两大类。

（一）语言沟通和非语言沟通

1. 语言沟通

（1）概念:使用语言、文字或符号进行的沟通称为语言沟通。语言是把思想组织成有意义的符号的工具及手段。只有当信息发送者与信息接收者清楚地理解了信息的内容,语言沟通才有效。

（2）类型:

①书面语言:以文字及符号为传递信息工具的交流载体,即写出的字,如报告、信件、文件、书本、报纸等。书面语言不受时空限制,传播范围广,具有标准性及权威性,并便于保存,以便查阅或核查。

②口头语言:以语言为传递信息的工具,即说出的话,包括交谈、演讲、汇报、电话、讨论等形式。口头语言具备信息传递快速、反馈及时、灵活性大、适应面广以及可信度较高等优点。口头语言沟通是所有沟通形式中最直接的方式。

③类语言:伴随沟通所产生的声音,包括音质、音域及音调的控制,嘴型的控制,发音的清浊、节奏、共鸣、语速、语调、语气等的使用。类语言可以影响沟通过程中人的兴趣及注意力,且不同的类语言可以表达不同的情感及态度。

2. 非语言沟通

（1）概念:不使用词语,而是通过身体语言传递信息的沟通形式,即伴随着语言沟通而存在的一些非语言的表达方式和情况。包括面部表情、目光的接触、手势、身体的姿势、气味、着装、沉默以及空间、时间和物体的使用等。有学者指出:如果将注意力完全集中在人类的语言交流上,那么,许多交流过程将从眼前消失。人们之所以对非语言沟通如此重视,是因为人们认识到在整个交流过程中非语言行为也发挥着重要作用。很多护理专家研究表明:在一个交流过程中,非语言行为占80%,而语言因素只占20%,甚至更少。

（2）类型:

①环境安排:环境包括物理环境及人文环境,物理环境包括建筑结构、空间的布置、光线、噪声的控制等;人文环境包括是否需要有他人在场,环境是否符合沟通者的社会文化背景,能否满足隐私的需求等。环境的安排及选择体现出信息发送者对沟通的重视程度。

②空间距离及空间位置:美国精神病学家和系谱专家罗伯特·索默（Robert Sommer）认为,每个人都有一个心理上的个体空间,这种空间像一个无形的气泡,是一个人为自己所划分出的心理领地,一旦领地被他人触犯或占领,就会产生非常不舒服的感觉。因此与他人沟通时要有意识地控制、调节彼此之间的距离,根据对方的年龄、性别、人格特征、文化教养以及与对

NOTE

方所处的沟通层次,选择合适的人际距离。同时在沟通中也应注意,一个人在人际沟通中所选择的空间位置,会以无声的语言表达其社会地位、心理感受、态度、人际关系、希望承担的角色及义务等。例如,在乘坐电梯时,个体会根据同乘电梯人的年龄、性别以及彼此的人际关系等,来选择站立的位置。

③仪表:包括一个人的修饰及着装等,可以向他人显示其社会地位、身体健康状况、婚姻状况、职业、文化、自我概念及宗教信仰等信息。当沟通的双方见面时,外表会首先被对方关注。仪表可以影响沟通双方对彼此的感知、第一印象及接受程度。

④面部表情:通过面部肌肉的协调运动来表达情感状态或对信息的反应。面部表情是非语言沟通中最丰富的表达,一个人的面部表情主要可以分为以下八类:感兴趣-兴奋、高兴-喜欢、惊奇-惊讶、伤心-痛苦、害怕-恐惧、害羞-羞辱、轻蔑-厌恶、生气-愤怒。面部表情是一种共同的语言,尽管沟通者来自不同国家、不同文化背景,但是面部表情所表达的感受和态度却相似。面部表情所传递的信息可以是对真实情感的展现,可以与真实的情感相矛盾,也可以是对真实情感的掩饰。如法国作家罗曼·罗兰(Romain Rolland)曾说:"面部表情是多少世纪培养成功的语言,比嘴里讲的更复杂千百倍。"

⑤目光的接触:通常发出的是希望交流的信号,表示尊重对方以及希望听对方讲述。目光的接触是人际间最传神的非语言沟通表现,主要用于表达情感、控制及建立沟通者之间的关系。缺乏目光的接触,则表示焦虑、厌倦、有戒心、缺乏自信或其他信息。此外,目光接触的水平影响沟通交流的结果,最理想的情况是双方面对面、眼睛在同一水平上的接触。

⑥身体的姿势:包括手势及其他身体姿势,体现了一个人沟通时特定的态度及当时所包含的特定意义,可以反映出态度、情绪、自我概念和健康状况。此外,手势可以用来强调或澄清语言信息,有时,手势和其他非语言沟通行为结合起来可以替代语言信息。

⑦触摸:人际沟通时最亲密的动作,可以传递关心、牵挂、体贴、理解、安慰、支持等情感。触摸是一种无声的安慰,是一种很有效的沟通方式。但是,触摸也是一种非常个体化的行为,对不同的人具有不同的含义。触摸受性别、年龄、文化程度及社会因素的影响,它是一种容易被误解的非语言表达方式。因此,在运用触摸时,应注意对方的文化及社会背景,清楚自己触摸的意义,有选择地、谨慎地使用。

(3)特点:

①真实性:非语言沟通往往比语言沟通更能够表露、传递信息的真实含义;人的非语言沟通行为更多是一种对外界刺激的直接反应,常常是无意识的;而在语言沟通中,人们可以控制词语的选择。

②广泛性:非语言沟通的运用是极为广泛的,即使在语言差异很大的环境中,人们也可以通过非语言沟通信息了解对方的想法和感觉,从而实现有效沟通。

③持续性:非语言沟通是一个持续的过程。在一个互动的环境中,自始至终都有非语言沟通载体在自觉或不自觉地传递信息。一般而言,从沟通开始,双方的仪表、举止就传递出相关的信息,双方的距离、表情、身体动作就显示着各种特定的关系。

④情境性:在不同的情境中,相同的非语言符号表示不同的含义。例如,在不同的情境下,流泪既可表达悲痛、生气、委屈、仇恨等情感,也可以表达幸福、兴奋、感激、满足等情感。

(二)现实沟通和虚拟沟通

1. 现实沟通　现实沟通是沟通双方对对方的身份都比较清楚的沟通,面对面的沟通是最普遍的现实沟通形式。有时候,双方通过媒体,如电话来沟通,但好像对方站在面前一样,这也是现实沟通。

2. 虚拟沟通　虚拟沟通是随着互联网的普及发展起来的一种沟通形式,沟通的双方在网络上可以匿名,每个人都可以扮演各种角色,每个人都在和他自己想象的个体沟通。虚拟沟通中,沟通双方对对方的身份和角色往往是不清楚的,沟通的进程主要受自己的主观感受和想象所左右和引导。

三、人际沟通的主要障碍

人际沟通是信息在两个或两个以上个体之间的传递过程。很多因素可能对沟通造成阻碍,可能来源于环境,也可能来源于信息发送者或接收者。

1. 信息发送者

(1)缺乏沟通动机:不愿意沟通或很勉强地进行沟通。例如,沟通的双方在交谈过程中,怕暴露隐私,对自己的情况不愿意详细介绍,仅能提供一些分散的信息,造成双方沟通的阻碍。

(2)缺乏沟通技能:不知道如何确定必要的信息、编码、选择合适的沟通渠道以及排除各种干扰等。例如,一次传递的信息量超载,发出信息后不注重反馈,以及编码不当等。

2. 信息接收者

(1)对信息不感兴趣:有许多信息,信息发送者认为很有必要,但信息接收者并不认同。这种认识上的差异,使信息接收者被动地接收信息,一般不会得到满意的沟通效果。此外,如信息接收者对信息发送者怀有敌意、不信任或紧张恐惧,也会影响双方的有效沟通。

(2)缺乏处理信息的能力:有些信息接收者由于某种原因,如听觉障碍或其他原因不能接收信息,或不知如何寻找适当的沟通渠道来接收信息,接收了信息也不知道如何解码或解码不当,以致不能理解信息的真正含义,影响了沟通的效果。

3. 传递途径 包括途径选择错误、方法无吸引力、工具失灵、外界干扰太大等。例如,当噪声较大时,运用语言方式进行交流,会受到干扰,影响双方的沟通效果。

4. 环境 沟通双方所处环境的光线、温度、安全性及私密性等不佳,未能满足参与者对物理的或情绪的舒适及安全的需求,因而对沟通的效果造成了影响。例如,在公共场所交谈时,若涉及隐私问题,可能由于私密性不佳,影响双方的倾诉。

四、促进人际沟通的技巧

(一)倾听

倾听不仅仅是礼貌地注视和频频点头,它是非常复杂的活动。尽管人类进行简单思考的速度为150毫秒,而一般人说话的速度约为130字/分,但是想要完全听明白他人的话语,仍需要集中注意力,同时对听到的信息进行快速的整理和分析。积极有效的倾听将有助于激发对方的谈话欲望,收集更多重要的信息,加深彼此的理解,进而获得友谊和信任。

1. 概念 倾听是信息接收者集中注意力将信息发送者所传递的所有信息(包括语言和非语言信息)进行分类、整理、评价以及证实,以使信息接收者能够较好地了解信息发送者所说话语的真正含义。即信息接收者不仅听信息发送者说什么,还应根据他所表现的非语言行为来正确解释他所说的话。

2. 倾听过程的元素

(1)听到:声波传到耳膜引起振动后经听觉神经传送到大脑的过程。听到是一个生理过程,受到很多因素的影响,包括倾听者的听觉水平以及背景噪声等。

(2)专注:集中注意力,不受其他声音以及进入视野的其他事物的干扰,从而能听清他人所说的话和看清他人所展示的非语言行为。倾听过程中,倾听者并不是专注于每一个听到的信息,而是有选择地滤掉一些信息,愿望、需求、欲望和兴趣等会决定倾听者的选择。

(3)理解:倾听者弄清楚说话者所传递信息的意思的过程。沟通学者用倾听忠诚度形容倾

NOTE

听者所理解的意思和说话者试图传达的意思之间的匹配程度。

(4)回应:倾听者对说话者所表达的语言和非语言信息的反馈。在积极的倾听过程中,倾听者对说话者给予清楚的反馈,将有助于说话者重新评价自己的沟通。

(5)记忆:倾听者记住所接收信息的一种能力。如果倾听者无法记住听到的信息,将枉费其对倾听做出的努力,也会影响双方后续的沟通。

(二)同理他人

1.概念　同理是指侦察和确认他人的情绪状态,并给予适当的反应。也就是说,同理是设身处地,以对方的立场去体会其心境的心理历程。

2.同理他人的过程

(1)侦察和确认阶段:这是同理的第一个阶段,是指识别和确认他人的感受。此阶段强调的是知觉技巧,要求能够根据对方的语言和非语言线索来确认其情绪状态。

(2)适当的反应阶段:同理的第二个阶段强调适当的反应。适当的反应需要运用良好的沟通技巧让对方知道:①了解对方所发生的事情。②了解对方的心理感受。③愿意听对方继续讲下去。④愿意给予对方安慰和帮助。

同理他人技巧的使用会让对方觉得,你虽然不是他(她),但是,你懂他(她)的心,了解他(她)的意思,知道他(她)的感受。当一个人具有同理心时,会让与其沟通的人有一种真正被理解的感觉。

(三)自我暴露

一个人通过自我暴露可以让他人了解自己,从而有利于发展亲密关系。

1.概念　自我暴露是指个体在自愿的情形下,将纯属个人的、重要的、真实的内心所隐藏的一切向他人吐露的历程。在人际关系中,自我暴露是必要的历程,通过自我暴露,向对方传递信任,展现愿意与对方更深入交往的诚意。自我暴露的过程通常渐进而缓慢,但是,随着自我暴露的增多,人际关系也更趋亲密、稳固。

2.周哈里窗　美国心理学家约瑟夫·卢夫特(Joseph Luft)和哈里·英汉姆(Harry Ingham)于20世纪50年代提出的周哈里窗,可以用来探讨自我暴露与人际关系间的关联。如图5-2所示,一个人的自我可以分割成四扇窗,分别称为开放的自我、盲目的自我、隐藏的自我和未知的自我。

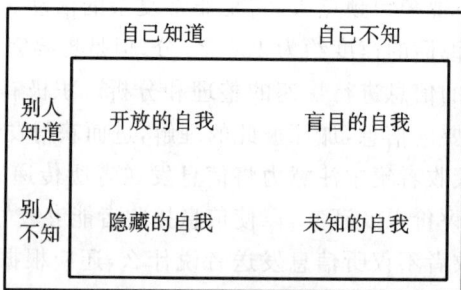

	自己知道	自己不知
别人知道	开放的自我	盲目的自我
别人不知	隐藏的自我	未知的自我

图 5-2　周哈里窗

(1)开放的自我:自己知道,他人也知道的部分。有一些外表的特征,大家一目了然,如性别、身高、外貌等,都属于开放的自我。另外,有一些个人资料,经过自我介绍,他人也会有所认识,如过去的经历、现在的心情、未来的计划等,也属于开放的自我范畴。

每个人的开放的自我会因对象、因时、因地而改变。例如,对于好朋友,开放的自我会增大;对于陌生人,开放的自我会缩小。开放的自我的大小即表示自我暴露的程度。有学者建议,要增进彼此的沟通,就必须增大开放的自我。但是也应注意,自我暴露并非毫无风险,它可能招来嬉笑怒骂,或成为他人攻击的把柄。因此,表露之前仍需做出智慧的判断。

(2)盲目的自我:自己不知道,而他人知道的部分。例如,每个人都有一些口头禅、小动作或心理防御机制,自己平常并不知觉,他人却看在眼里。

(3)隐藏的自我:自己心知肚明,他人却被蒙在鼓里的部分,包括一些人们想表露却尚未表露的态度,如不喜欢某种食物的味道,也包括人们刻意抑制、隐瞒的动机、想法或已经发生的事实,如伤心的往事。

(4)未知的自我:自己不知道,他人也不知道的部分。可以说,这是自我尚未开发的一片处女地。例如,个人的某些才能最初并未显露,直到某个机缘巧合,才显露出这一才能。

第三节 护患沟通

护患之间的沟通及相互作用是发展及维系护患关系的基础及必要手段。护士通过学习并运用恰当的沟通技巧,才能获得患者的信任,进而全面地收集与患者相关的信息,并以此为依据,为患者制订个体化的整体护理方案,以满足患者生理、社会心理、精神文化等多方面的需要,促进患者早日康复。

一、护患沟通的概念及目的

(一)护患沟通的概念

护患沟通是护士与患者之间的信息交流和相互作用的过程。所交流的内容是与患者的护理及康复直接或间接相关的信息,同时也包括双方的思想、感情、愿望和要求等方面的交流。

(二)护患沟通的目的

1. 有助于建立良好的护患关系 护患之间积极、有效的沟通有助于建立一个相互信任、理解、关怀的护患关系,为实施护理创造良好的社会心理氛围。

2. 有助于患者的健康 护患之间良好的沟通有助于护士全面收集与患者相关的信息,为患者的护理提供充分的依据;同时,也有助于为患者提供相关的健康知识和信息,帮助患者预防并发症,提高其自我护理能力。

3. 有助于实现护理目标 护士与患者商讨其健康问题、护理目标及护理措施,鼓励患者参与,取得配合,与患者共同努力,实现护理目标。

4. 有助于提高护理质量 护患之间真诚的沟通,有助于护士向患者提供相关的咨询及心理支持,及时收集患者的反馈,促进患者的身心健康,提高护理质量。

二、护患沟通常用的技巧

交谈是一个双向交流的过程,既要有说话的技巧,也要有倾听的技巧。曾经有人说,"如果语言可以得天下的话,倾听则能够守天下。"沟通大师戴尔·卡耐基也曾经说过:在沟通的各项功能中,最重要的莫过于倾听的能力。

1. 倾听 倾听是指全神贯注地接受和感受交谈对象发出的全部信息(包括语言信息和非语言信息),并做出全面的理解。倾听的要求有以下几点。

(1)目的明确:护士应善于寻找患者传递信息的价值和含义。

(2)控制干扰:护士应尽量降低外界的干扰。

(3)目光接触:护士应用30%～60%的时间注视患者的面部,并面带微笑。

(4)姿势投入:护士应面向患者,身体稍微向患者方向倾斜,表情不要过于丰富、手势不要太多、动作不要太大,以免患者产生畏惧或厌烦心理。

(5)及时反馈:护士应适时、适度地给患者发出反馈。

(6)判断慎重:护士不要急于做出判断,应让患者充分诉说,以全面完整地了解情况。

(7)耐心倾听:护士不要随意插话或打断患者的话题,一定要待患者诉说完后再阐述自己的观点。

(8)综合信息:护士应综合信息的全部内容寻找患者谈话的主题,特别是患者的非语言行为,以了解其真实想法。

2. 核实 核实是指交谈过程中,为了验证自己对内容的理解是否准确所采用的沟通策略,是一种反馈机制。

(1)重述:一方面,护士将患者的话重复一遍,待患者确认后再继续交谈;另一方面,护士可以请求患者将说过的话重述一遍,待护士确认自己没有听错后再继续交谈。

(2)澄清:护士根据自己的理解,将患者一些模棱两可、含糊不清或不完整的陈述描述清楚,与患者进行核实。

3. 开场技巧 良好的开场技巧有利于建立良好的第一印象,患者对护士的第一印象会对护患交谈的结果产生较大影响,年轻护士特别是护生,常常因为难以找到合适的开场话题而害怕与患者交谈。如何自然地开始交谈,可根据不同情况采用以下方式。

(1)夸赞式:如"你今天气色不错""你看上去比前两天好多了""你真不简单,看过这么多的书"。

(2)关心式:如"这两天来冷空气了,要多加点衣服,别着凉了""你想起床活动吗"。

(3)言它式:如"你今天感觉怎样""昨晚睡得好吗""你的化验结果要明天才能出来"。

4. 提问 提问是收集信息和核对信息的重要方式,也是确保交谈围绕主题持续进行的基本方法。

(1)开放式提问:又称为敞口式疑问,即所问问题的回答没有范围限制,患者可根据自己的感受、观点自由回答,护士可从中了解患者的真实想法和感受。其优点是护士可获得更多、更真实的资料,其缺点是需要的时间较长。

(2)封闭式提问:又称为限制性提问,是将问题限制在特定的范围内,患者回答问题的选择性很小,通过简单的"是""不是"等即可回答。其优点是护士可以在短时间内获得需要的信息,其缺点是患者没有机会解释自己的想法。

5. 阐释 阐释即阐述并解释。在护患交谈过程中,护士往往运用阐释技巧解答患者的各种疑问;解释某项护理操作的目的及注意事项;针对患者存在的健康问题提出建议和指导。基本原则包括以下几点。

(1)尽可能全面地了解患者的基本情况。

(2)将需要解释的内容以通俗易懂的语言向患者阐述。

(3)使用委婉的语气向患者阐释自己的观念和看法,使患者可以选择接受、部分接受或拒绝。

6. 移情 移情即感情进入的过程。移情是从他人的角度感受、理解他人的感情,是分享他人的感情,而不是表达自我的感情,也不是同情、怜悯他人。

7. 沉默 护士可以通过沉默起到以下四个方面的作用。

(1)表达自己对患者的同情和支持。

(2)给患者提供思考和回忆的时间、诉说和宣泄的机会。

(3)缓解患者过激的情绪和行为。

(4)给自己提供思考、冷静和观察的时间。

8. 鼓励 在与患者的交谈过程中,护士适时对患者进行鼓励,可增强患者战胜疾病的信心。

三、护理工作中常见的沟通障碍

护患沟通过程中,不当的沟通技巧会导致信息传递受阻,甚至产生信息被完全扭曲或沟通无效等现象,从而影响或破坏护患关系。因此,护士应尽量避免以下不良的沟通方法。

1. 突然改变话题 护患沟通中,护士可能以直接改变主题的方式打断患者或通过对患者谈话中的非重要信息做出反应以转移谈话的重点,这样做的结果会阻碍患者说出有意义的信息。

2. 虚假的或不恰当的保证 在临床护理工作中,常常会遇到这样的情况:当患者表示对病情、治疗或护理害怕或焦虑时,护士为了使患者"振作起来",在没有明确的事实支持的情况下,说出一些肤浅的宽心话,向患者做出虚假的保证。这种保证很可能无效,甚至让患者感觉到护士对其问题不重视,只能做出浅表层次的反应,因而很难达到专业的沟通效果。

3. 主观判断或说教 如"你不应该这么想",该类型的反应通常有一种"说教的腔调",并且向患者传递一种信息,即患者不应该有这种感觉,以及患者的想法和观点不恰当或错误。患者可能感到护士根本就不理解自己,进而不会再做任何尝试去与护士讨论其所担心的问题。这样,护士与患者的沟通将局限在较低的层次上。

4. 快速下结论或提供解决问题的方法 一般情况下,患者很少在谈话之初就说出关心的问题,如果护士快速下结论或者提供解决问题的方法,容易导致护士仅仅对患者所传递信息中的某个部分做出反应,而这一部分可能不重要或没有意义。此外,有时患者可能只需要一个宣泄内心痛苦的"倾听者",并不需要一个提供解决方法的"建议者"。

5. 调查式或过度提问 护士对患者持续提问,且对其不愿讨论的话题也要寻求答案。这会使患者感到被利用或不被尊重,而对护士产生抵触情绪。因此,护士应该及时观察患者的反应,在患者感到不适时停止互动,避免对患者采用调查式的提问。

6. 表示不赞成 美国行为主义心理学家伯尔赫斯·费雷德里克·斯金纳(Burrhus·F·Skinner)经由动物实验证明,因良好行为而受到奖赏的动物,其学习速度更快,学习效果也较佳;因不正确的行为而受处罚的动物,则不论学习速度或学习效果都比较差。后来的研究显示,这个原则用在人的身上也有同样的结果。在护理工作中一些表示不赞成的非语言行为,如皱眉、叹息与语言性的不赞成会阻碍护患之间的沟通。

7. 言行不一致 护士的语言及非语言信息表达不一致,会使患者产生误解,或从护士的表现来猜测自己的病情,而产生护患沟通障碍。

四、促进及培养护士的沟通技巧

良好的沟通交流技巧是护士的一种基本技巧及能力,需要得到管理层及护士自身的重视。

(一)管理层加强对护士沟通能力的培训

1. 培养护士的职业化态度 一个人的态度决定其行为,护士是否具备良好的职业化态度决定其为患者服务的行为质量,以及能否切实执行以患者的利益为重,患者的利益高于一切的宗旨。管理层注重培养护士良好的职业化态度,不仅是护患沟通任务完成的前提,而且是整个护患沟通的核心要素。

2. 沟通知识及技巧的培训 扎实的沟通理论知识是培养沟通能力的前提,能够熟练地运用沟通技巧是提高沟通能力的必要条件。管理层可以通过定期举办护理中的沟通技巧学习班或进行相关的训练,帮助护士掌握丰富的沟通理论知识以及锻炼沟通技巧。

3. 将沟通能力纳入护理质量考核内容 为提高护士对自身沟通能力的重视程度,规范护患之间的沟通行为,管理阶层可将沟通能力纳入护理质量考核内容,制定科学的、易于实施的

NOTE

考核标准,定期评估护士的沟通能力,帮助护士了解自身的不足,为进一步的改进提供依据。

（二）护士自身注重沟通能力培养

1.提高业务技术水平,增加患者的信任感　博专兼备的护理知识以及娴熟的护理技术是取得患者信任的基础,因此,护士应加强对自身业务素质的培养。在满足患者对护理需求的前提下,进一步满足患者对沟通的需求。

2.提高沟通水平,满足患者的沟通需要　在积极参加医院组织的沟通能力培训班的同时,也应主动自学沟通的相关知识及技能,并在护理实践中不断地对沟通能力加以磨炼,以满足不同疾病患者在任何情景下对沟通的需求。

护考考点提示

1.语言沟通的类型:口头语言沟通,书面语言沟通。

2.护患语言沟通的原则:尊重性、科学性、目标性、规范性、真诚性、艺术性。

3.护患交谈的类型,根据交谈主题和内容,可分为一般性交谈和治疗性交谈。

4.护患沟通的技巧:倾听、核实、提问、阐释、移情、沉默、鼓励。

5.护患沟通的注意事项:①选择恰当的交谈环境和时机;②尊重理解患者,以诚相待;③注意非语言信息的传递。

6.非语言沟通的特点:真实性、广泛性、持续性、情景性。

7.护士非语言沟通的主要形式:表情和触摸。

8.护士非语言沟通的基本要求:尊重患者、适度得体、因人而异。

讨论与思考

当一名女性患者哭着说:"我丈夫一年前去世了,这是我生命中最长最悲哀的一年。"作为该患者的责任护士,你将运用哪些沟通技巧与之进行沟通?

小结

本章介绍了人际沟通的定义和组成要素,人际沟通的基本方式、促进沟通的技巧。护士在工作中的人际沟通主要是护患沟通,这是建立良好护患关系的基础和关键,常用的护患沟通技巧有倾听、核实、提问、阐释、移情、沉默和鼓励等。在护患沟通中要注意避免突然改变话题,对患者做出虚假的或不恰当的保证,采用主观判断或说教,在沟通时快速下结论或给患者提供解决问题的方法,应用调查式或过度提问法交谈,在交谈中对患者表示不赞成或出现言行不一致的表现等影响沟通效果的方式和行为。

(倪　超)

第五章
目标测试

第六章 护理学相关的理论及模式

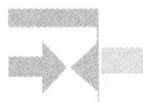

学习目标

1. 了解系统的概述、需要的概述。

2. 熟悉系统理论与护理、需要层次理论、压力与适应的概述。

3. 掌握需要层次理论与护理，对压力的防卫，压力与适应理论在护理中的应用，奥瑞姆的自理理论，自理理论与护理。

4. 提升观察能力，注重人文关怀，了解患者需要。

案例导入

小王，女，22岁，运动员，外出游玩时因车祸意外急诊入院，行双下肢截肢清创术。术后 BP 10.0/8.0 kPa，P 130次/分，术后患者意识恢复，护士告知患者伤情，患者情绪波动大，无法接受现实，不配合治疗。

分析提示：

1. 你认为小王有哪些需要？首要需要是什么？作为一名护士，你应该运用哪种护理学相关理论来帮助她满足需要？

2. 当前该患者主要的压力源是什么？因为压力导致该患者出现了哪些反应？针对这些反应应该采取哪些应对方式？

随着时代的发展，护理学家吸取了心理学、社会学的研究成果后，结合护理学自身的特点以及临床经验，逐步建立和发展了护理学相关的理论和学说，这些基本理论中常用的包括系统理论、需要层次理论、压力与适应理论、自理理论。这些理论在护理实践中为护理工作开展提供了总的方向和依据，保障了护理工作开展的科学性，帮助护士深入地理解护理工作。

第一节 系统理论

系统理论在历史上很早就出现了，但是真的成为一种学说，成为一个专业术语是在现代才逐步形成的。关于系统理论，著名的奥地利理论生物学家贝塔朗菲是典型的代表人物，他在 1924—1928年多次发表文章表达一般系统理论的思想，在1932年发表的"理论生物学"和 1934年发表的"现代发展理论"中提出用数学模型来研究生物学的方法和机体系统理论的概念，把协调、有序、目的性等概念用于研究有机体，形成研究生命体的三个基本观点，即系统观、动态观和层次观。贝塔朗菲致力于系统理论研究40余年，在1968年，他将自己的成果总结发表了"一般系统论——基础、发展与应用"，形成了系统科学具有指导意义的导向。

系统理论是研究自然、社会、人类思维领域及其他各种系统、系统原理、系统联系和发展规律的学科。它主要关注事物整体并研究其组成部分间的关系，以及这些组成部分在整体中的

NOTE

相互联系、相互作用和相互制约的关系。护理中的系统理论,主要体现在护理的服务对象。护理工作主要的服务对象是人,人是一个系统,这个系统就是由生理、心理、社会、文化等多种部分构成的,放在自然环境和社会环境中,人又是大环境中的一个部分,人的内部各个系统和外部系统相互作用,彼此影响,当内环境和外环境达到一种平衡状态时,人就处于一种健康状态。

一、系统的概述

系统(system)指由若干相互联系、相互作用的要素所组成的具有一定结构和功能的有机整体。系统是由一些要素(子系统)组成,这些要素间相互联系、相互作用;系统中的每一个要素都有自己独特的结构和功能,但这些要素集合起来构成一个整体后,它又具有各孤立要素所不具备的整体功能。

二、系统的分类

系统并非一种类型,当角度不同时,分类可以通过多种类型进行,在不同的划分方法下,系统可以是多种类型的,常见的分类多见于以下几种情况。

(一)按系统的构成类型分类

系统的构成可以是客观存在、自然构成,不为某种特定目的构建起来的,如自然界的生态系统,人体内的消化系统;为了达到某种特定目的,刻意组建起来的系统,如科学理论系统等。人为系统和自然系统的组合是最为常见的,可以称为复合系统,如教育系统、医疗系统。

(二)按系统的形态分类

系统的形态存在实体结构和概念结构,实体结构组成的系统也称为物质系统,如机械系统、电力系统;概念结构大多出概念、原理、程序等非实体组成,如计算机程序系统、法律系统。物质系统和概念系统相辅相成,两者多数时候是同时存在的。

(三)按系统与环境的关系分类

系统与环境的关系有一种情况是开放系统,意味着能够与外界进行交换传递物质能量信息,如医院系统;环境可以向系统输入能量、物质、信息,系统也能输出能量、物质、信息,当系统的输出能够反向地影响系统的输入,那么这就是反馈(图 6-1)。

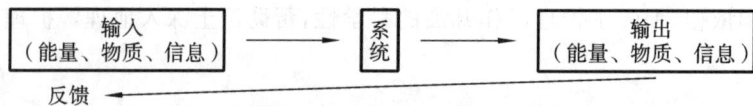

图 6-1　开放系统示意图

(四)按系统的状态分类

系统可以是动态变化的,也可以是相对稳定的,动态变化的过程可以随着时间的改变而发生变化,如生态系统。当随着时间的迁移,变化不大的情况下,这个系统具备一定的稳定性,但不存在绝对的静止,如建筑群。

三、系统的基本属性

(一)整体性

系统通常是由两个及两个以上的要素构成,要素之间相互区别,具有不同的性能,这些特点综合到一起后形成了新的特定功能,这个时候它具备了单一要素所不具备的功能,从整体情况看,新的功能要大于单一要素功能的综合,所以系统是一个整体的观点,一种综合的代表。

（二）相关性

构成系统的要素之间、系统和子系统、系统和环境都是相互影响、相互制约、相互依赖的,当其中任意一部分发生变化时,其他相关部分都会受到影响,相互之间的关系有机地结合到一起才能够发挥出一些特定的功能。

（三）有序性

系统结构之间存在着空间结构层次和发展的时间顺序,一个系统可以分成若干个子系统,子系统又能各自分化出更小的子系统,这就是空间结构层次。而随着时间地推移,系统有序地发展,经历诞生、成熟、衰老等不同阶段的过程,体现的是系统的有序性。

（四）环境适应性

系统需要获取能量、物质、信息,这部分获取主要靠的是环境的供给,这部分能量、物质、信息经过系统加工后又可以提供给环境,但环境是处于一个不断变化的过程,因此,系统要能够适应环境的变化才能够源源不断地和环境进行物质、能量、信息交换。

（五）主动性

有机体构成的系统不是被动的、机械的,而是具有高度主动性的活动中心,它是由能动的、极其复杂的诸多部分组成的。

四、系统理论与护理

护理工作中,主要面对的护理对象是人,用系统的观念看待人,人就是一个自然、开放、动态的系统;用系统的观念看护理,护理就是一个复杂的系统,具备开放、动态的特点。系统理论是整体护理的理论基础也是护理程序的理论框架。

（一）系统理论孕育了整体护理思想

护理对象是人,人作为一个整体,具备生理、心理、社会、精神、文化等不同层面的组成部分,是一个完整的系统,各层面之间相互影响,并且人作为一个开放系统,不断地在和外环境进行物质、能量、信息交换。护士在开展整体护理的时候,就不能仅仅只是单一的关注疾病对身体造成的影响,而是要全面地考虑系统其他方面存在的问题,在开展护理工作的时候,工作内容就不是单一针对生理问题进行处置,还需要注意到心理、社会等多个要素的问题,形成整体护理的状态。

（二）系统理论是护理理论或模式发展的理论依据

系统理论作为发展护理理论或模式的基本框架,成为许多护理学家的支撑,如罗伊的适应模式、纽曼的健康保健模式等。系统理论本身也为护理实践提供了依据,为护理管理、科研提供了理论依据和基础。

（三）系统理论指导护理管理者的日常工作

医院作为一个大的系统,其中护理管理系统就是医院整体系统的重要构成部分,护理管理系统和其他子系统,如医技、行政包括后期都是相互影响、相互支撑的。护理管理者在开展工作的时候需要多个系统的配合协调,因此,调节各部门之间的关系,协调各部门的配合是护理管理系统能够有效运行,合理、高效运作的基础。

NOTE

第二节　需要理论

一、需要的概述

需要(need)又称需求,它是一切有机体的本能,是有机体感到某种缺乏而力求获得满足的一种心理倾向,需要体现的是人心理活动的特征,历史上有很多人从事需要理论的研究,但很多结论都是靠主观经验和直观感觉提出的,不具备科学逻辑性,这些理论的科学性很难得到验证。人的需要更多是为了生存,为了维持机体的发展,当需要不被满足的时候,人的健康就会受到威胁。

二、需要的特征

(一)对象性

人的需要具有一定的指向性、目的性,不是莫须有地出现需要,需要可以是具体的物质方面,如人类生存密不可分的衣食住行,也可以是精神方面的,如信仰、文化、艺术追求等。无论是哪一种需要都要依赖外部的物质条件才能够得到满足。

(二)阶段性

人是动态变化的机体,人在不同的年龄段、不同的时期是不一样的状态,其需要的特点也会有区别。因此,需要会出现阶段性的不一致,随着个体发展而产生变化。如婴幼儿时期只需要吃、睡、排泄即可基本满足了,但成年后会逐渐开始需要爱、安全、尊重等。随着个体的发展,更高层次的需要会出现,以满足个体发展过程中不同阶段的需要。

(三)层次性

人的需要是有层次的,当基本的生理需要得到满足后,会逐渐由低向高发展,出现精神需要,层次之间的界限清晰,逐级递进,相互影响。

(四)社会制约性

人的发展会受到社会历史条件的影响,在接受文化教育后,不同文化水平、经济水平的人,追求的需要是不一样的,经济状况差、生活水平低的人,其更高层次的需要会受到制约。因此,人的各种需要也必然会受到社会历史的制约和影响。

(五)共同性与独特性

人的基本需要是共通的,如生理层面的需要几乎是一致的,所以需要具有共同性;但个体之间的生理、遗传、外界环境等各种因素存在差异性,同时每个人的发展方向是不一样的,发展的速度也不一致,所以各个阶段的需要也会有差异。因此,需要也具备独特性。

三、需要层次理论

美国心理学家亚伯拉罕·马斯洛(Abraham Harold Maslow)提出了需要层次理论(need hierarchy theory),将人的不同阶段的需要进行了分层,人们需要动力实现需要,有些需要优先于其他需要。

知识链接6-1

马斯洛简介

亚伯拉罕·马斯洛(Abraham Harold Maslow)是一个智商高达194的天才,生于纽约市布鲁克林区一个犹太人家庭。美国著名的社会心理学家、人格理论家和比较心理学家,人本主义心理学的主要发起者和理论家,第三代心理学的开创者。1926年开始进入康奈尔大学,并逐步开始接触心理学,1934年获得心理学博士学位,1935年开始从事心理研究工作,1937年任纽约市立大学布鲁克林学院副教授,1951年被聘为布兰迪斯大学心理学教授兼系主任,1967年成为美国人格与社会心理学会主席,1969年离任成为加利福尼亚劳格林慈善基金会第一任常驻评议员。第二次世界大战后转到布兰迪斯大学任心理学教授兼系主任,开始对健康人格或自我实现者的心理特征进行研究。1970年6月8日死于心力衰竭。

马斯洛将美学思想融合进入了心理学理论中,他认为人本质上是中性的、向善的,主张完美人性理论上是可行的。马斯洛的心理学是人类了解自己过程中一块重要的里程碑,因为他,做人被看作是一件有希望的好事情。

(一)需要层次理论的主要内容

需要层次理论的提出者是著名的美国心理学家马斯洛,在马斯洛的观点看来,人能够产生行为的前提是基本需要得到满足,需要是人行为活动的动力,当底层需要得到满足后,高一层级的需要会显得更加突出,逐级向上,但底层需要一直存在,且各层级之间的需要具有相关性,根据各级的重要性和发生的顺序进行排序,分出五个基本层次,由低到高包括了生理的需要、安全的需要、爱与归属的需要、尊重的需要和自我实现的需要,叠加在一起形成了"金字塔"结构,形象具体地阐述了人类基本需要层次理论(图6-2)。

1.生理的需要 生理的需要是人与生俱来的最基本的维持生命与生存的需要,是人维持自身生存的最基本的要求,如果这些需要得不到满足,人的生存就存在问题。根据马斯洛的观点,生理的需要包括对氧气、食物、水、温度、排泄、休息、睡眠、性爱等的需要。作为"金字塔"最底部的需要应当是首先要得以满足的需要。

图6-2 马斯洛的人类基本需要层次示意图

2.安全的需要 安全的需要是人要求保障自身安全,摆脱威胁的需要。马斯洛认为,当生理的需要得到满足后,进一步需要得到满足的就是安全的需要,从而获得安全感。其相较于生理的需要较为滞后,但同属于低层次的需要,当生理的需要得到满足后安全的需要就显得尤为突出和强烈。

3.爱与归属的需要 爱与归属可以理解为爱人与被爱,认同与被认同,即个体需要去爱和接纳别人,同时也需要被别人爱,被集体接纳,希望归属于某个群体,希望在群体中占有一定的位置,并与他人建立良好的人际关系,以避免孤独感。

4.尊重的需要 人人都希望自己有相对稳定的社会地位,得到他人或社会的认同,尊重的需要主要包括自尊与他尊两个方面。自尊是指个体渴求能力、自信等;他尊是指个体希望受到

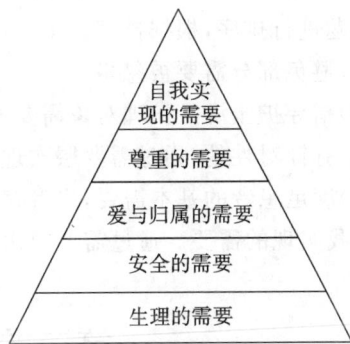

NOTE

别人的尊重,得到认可、重视和赞赏。

5.自我实现的需要 自我实现的需要是最高层次的需要,它代表的是个人理想、抱负、发挥个人的能力能到达的最高程度,能够最大限度地发挥潜能。这一层次的需要是在其他层次的需要都满足后才会表现出来,并且存在很大的个体差异性。

(二)需要层次理论的基本观点

马斯洛的金字塔虽然有先后顺序之分,但相互之间又彼此关联,每个层次之间密不可分,不可能完全独立存在。

(1)五种需要具有高低层次,按层次逐级递升,但这样的顺序并不是按照金字塔的排列形式完全不变的,可以根据具体情况发生层次变化。

(2)通常情况来说,当低层次的需要得到满足后,会自然地向更高一个层次的需要进行发展,而更高层次的需要如果要得到满足就需要采取行动,激发个体的动力从而得到激励,不断地追求更高层次的需要。

(3)五种需要可以分为高低两级,其中生理的需要、安全的需要和爱与归属的需要都属于低级需要,这些需要通过外部条件就可以满足;而尊重的需要和自我实现的需要是高级需要,它们是通过内部因素才能满足的,而且人对尊重和自我实现的需要是无止境的。

(4)需要具有层次性,层次并非绝对的独立,人在同一时期可以有不同层次的需要同时存在,高层次的需要得到满足后,不代表低层次的需要就不存在了,只是相对而言低层次需要的渴求程度会大幅度降低。

(三)需要层次理论与护理

需要层次理论对于护理工作而言具有实践意义,对于护理对象而言可以通过该理论满足患者的各层次的需要。

(1)帮助护士识别患者未被满足的需要,利用需要层次理论逐级分析患者存在哪些方面的需要,找出未能得到满足的原因,解决问题从而使需要尽可能地得到满足,从而达到促进健康维持健康的目的。

(2)确定护理计划的优先顺序,根据患者护理问题的轻重缓急,通过需要层次理论,可以将护理问题进行排序,根据排序护士可以制订合理的护理计划,相对完善地将各个层次的需要逐级满足,避免部分需要被忽略。

(3)指导护士满足护理对象需要的方式,针对患者不同的需要,护士采用的方式也应当是多元化、有针对性的,通过需要层次理论可以指导护士采取有效的方式满足护理对象的需要。

(4)满足患者的基本需要,患者存在生理的需要、安全的需要、爱与归属的需要、尊重的需要和自我实现的需要。通过需要层次理论,可以满足患者各层次的具体需要。

第三节 压力与适应理论

知识链接6-2

感觉剥夺实验

1954年,心理学家贝克斯顿(W. H. Bexton)、赫伦(W. Heron)和斯科特(T. H. Seott)等,开展了一项实验,实验对象为学生,每位学生会获得每天20美金的酬劳。

其实验环境是将学生安置在没有刺激的环境中,具体的开展方式就是,剥夺学生的视觉,用特制的半透明眼镜限制图形视觉,用手套和袖头限制手和手臂的触觉,实验室做了隔音处理只有空气调节器的嗡嗡声,学生可以躺在帆布床上。开始阶段,大多数人都在睡觉或者思考。然而几天后,大家便不能接受如此单调乏味的环境。实验的结果显示:大家普遍感受到焦躁和不安,之后开始出现思维受限,注意力涣散,无法正常思考,智力测验成绩不理想。脑电波检查数据表明部分学生出现了幻觉。

从词汇起源的角度看压力(stress)起源于拉丁文"stringere",代表的是捆绑或用力提取,也可以称为应激或者紧张。人类社会中,无论是什么人种、什么性别、什么年龄段,几乎所有的人都会在一生中经历无数次的不同形式的压力。压力似乎无处不在,因此正确地和压力共存,有效地应对压力,应当是人存在于这个社会需要掌握的一项重要技能。

一、压力的概述

(一)压力相关的概念

1. 压力 塞里从生理学的角度分析了机体处于压力状态下的不同反应,认为压力是机体对任何刺激所做出的非特异性反应。人体在面对压力源产生的非特异性反应就是机体对作用于他的压力源所进行的有效调整。而压力源可分为积极压力源(eustress)和消极压力源(distress)。积极压力源是作为维持正常人活动的必要条件,为了维持正常状态,人需要一个最低水平的刺激输入。压力能够提高人的适应能力,人在发展的过程中,不同时期会面临不同的压力,没有压力就没有成长,社会在发展的过程中,压力最大的区域也是发展最快的区域,压力成为动力驱使着人前进。然而长期处于刺激中,机体持续保持应激状态也会出现消极的影响,会干扰到心理健康,也会直接出现生理反应影响身体健康,进一步影响到个体的社会功能状态。

2. 压力反应 压力反应指的是人在压力源的作用下所产生的一系列身心反应,塞里主要从生理角度描述了人面对压力产生的反应,他认为压力的生理反应包括全身适应综合征(general adaptation syndrome,GAS)和局部适应综合征(local adaptation syndrome,LAS)。GAS是指机体面临长期不断的压力而产生的一些共同的症状和体征,如心率加快、血压升高、呼吸加快、括约肌失去控制、免疫力降低等。这些症状通过神经内分泌途径产生,涉及身体的各个系统。LAS是机体应对局部压力源而产生的局部反应,如身体局部炎症导致的红肿热痛及功能障碍等。

3. 压力反应过程 塞里认为 GAS 和 LAS 的反应过程存在警告期、抵抗期和衰竭期三个阶段。

(1)警告期:这个时期机体受到刺激后出现的变化主要体现在生理反应上,早期机体会出现典型的心率加快、血压变高、肌肉紧张等生理反应,通过生理反应的方式来应对压力。

(2)抵抗期:这个时期开始,警告期所产生的生理反应开始逐渐消失,但不代表此时机体不再对压力产生反应,相反这个时期机体对于压力的抵抗力处于一种高负荷状态,需要动用身心全部力量进行压力抵抗。身心力量能够抵抗住压力,则能够维持内环境的稳定,若压力源持续出现对机体造成刺激,则进入到衰竭期。

(3)衰竭期:这个时期,机体能够用于抵抗压力的能量逐步被用尽,而压力源持续存在,此时机体如果无法调动出更多的能量来应对压力,则有可能出现病理反应,机体会出现免疫力下降、功能衰竭,直至死亡。

NOTE

(二)压力的动态过程

压力是一个复杂的概念,不同时期的学者对于压力提出了不同的看法,进行了不同程度的关于压力的研究,逐步形成了现代压力理论。"压力学之父"塞里指出,压力在生理学上是指机体对于紧张刺激的一种非特异性的适应性反应。在有关压力理论研究的过程中,压力的动态过程包含了三个反应环节:刺激、认知评价、反应。不同的研究角度对压力的理解侧重点是不一样的。

(1)刺激的角度:重点在于自变量,研究更倾向于关注引起压力反应的刺激物的特点,找出是何种因素产生了刺激,根据不同的刺激特点,有针对性地进行控制,通过这种方式去控制压力,减少压力反应。

(2)认知评价的角度:研究的是刺激与反应的心理中介因素。个体的认知评价决定了这个刺激对于个体而言是否是压力,同样的刺激,当不同的个体存在不同的认知情况时,个体的压力反应是不一样的。只有当个体受到刺激时,认知评价认为这是一个刺激时才能够激发出该个体的压力反应。所以压力是个体对刺激的认知评价后的产物。

(3)从反应的角度:研究的是个体在压力状态下的身心反应,重点关注的是反应,认为压力是紧张性刺激物作用于个体后所产生的一种反应状态。

(三)压力源

凡是能够让机体产生压力反应的刺激都可以称为压力源,可以来源于内外环境,可将其分为以下几种。

(1)躯体性压力源:直接作用于个体从而产生了应激反应的刺激物,物理刺激一般为冷、热、辐射等,化学刺激一般有酸腐蚀等,生物刺激可以是细菌、病毒等微生物的侵袭。生活中常见的躯体性压力源有环境因素中的空气污染、生活噪音等。

(2)心理性压力源:一般是来自大脑中的紧张信息而产生的刺激,如焦虑、恐惧、生气、无力感、心理挫败、心理冲突等。患者群体常常会出现的情况为寄希望于手术成功改变健康状况又害怕手术失败面临风险,既希望疾病能够得到有效救治又不想接受治疗,内心处于矛盾状态使得个体受到刺激。

(3)社会性压力源:可以是个体性应激源,个体的生活琐事产生刺激,如孤独、丧偶、失业、人际关系冲突等。也有社会环境带来的刺激,如灾难性事件,自然灾害或恐怖事件后个体出现的创伤后应激障碍。

(4)文化性压力源:社会文化环境的改变对个体产生的刺激,当个体存在于一个语言、风俗、信仰、社会价值观念、风俗习惯存在差异的环境中时,个体会感觉到不适应从而受到刺激。

二、对压力的防卫

压力的存在是不可避免的,生活中的压力可能来自多个方面,因此要认识到压力的必然性,认识到压力的存在后,积极地通过自我认识的方式理性地看待压力,坦然地接受压力,正确地认识自己和周围的事物,和压力共存可以有效地降低压力对自身造成的消极影响,合理地转化压力可以让其尽可能地发挥积极影响,有效地保护机体的身心健康,促进机体的发展。对压力采取的防卫可以从以下三个方面开展。

(1)第一层压力防卫方式为生理心理防卫。生理上机体在受到压力刺激时,全身身体状况、免疫系统、营养状况等都会对刺激做出反应以应对改变,心理上在面对压力源时也会做出适当反应,这个过程是机体的自我保护行为,降低压力对机体造成的影响。

(2)第二层压力防卫方式为自力救助。个体通过正确地看待压力源,绝大多数事物都存在双面性,辩证地看问题,多角度地看问题,可以发现事物的多样性,积极努力地去发现事物中正向的一面,从而将消极的压力源转化成积极的压力源,化解消极压力源带给机体的影响,同时学会将压力化整为零,逐个击破。也可以学会应用各种放松技巧,如加强体育锻炼,运动时产生的多巴胺可以有效调节个体的情绪,提高个体的积极性,有效舒缓压力带来的不适感,同时加强体育锻炼后,机体得到强化,身心强壮,应对刺激的抵抗能力也会提高;通过食物也可以缓解部分压力,因此可以在日常生活中通过饮食进行调节,遇到压力时选择自己喜欢食物可以有效调节心情,缓解压力;学习深呼吸,在刺激出现时,通过深呼吸也能及时缓解压力带来的不适感,日常还可以养成冥想、放空、听音乐的习惯进行放松,调整心态从而缓解压力。自行控制压力源减少压力反应,通过改善人际关系,适当增加社交,拓宽自己的社交圈,同时谨慎地选择朋友,善待他人,保持一定的幽默感可对抗人际交往中可能存在的问题,减少刺激的产生;有效管理时间,做事情前先设定明确目标,抓住工作重点,处事当机立断,严格规定期限,有条不紊、不急不慢地处理事情,可以缓解因时间不够而产生的压力刺激。

(3)第三层压力防卫方式为专业辅助。寻求专业帮助的介入,当压力通过自己的努力无法应对时,或者压力持续时间过长,自己已经无法长时间有效对抗压力时,可以寻求专业人士的帮助,避免身心疾病的发生。根据专业人士的分析,找到压力源,有针对性地根据压力源开展药物治疗、物理治疗、心理治疗、健康教育,以提高患者的应对能力,以利机体身心问题的修复。

三、适应的概述

(一)适应的概念

适应(adaptation)来源于拉丁文"adaptare",意为使其配合或适合。道氏医学词典将适应定义为"生物体以各种方式调整自己以适应环境的一种生存能力及过程",即个体为了维持恒定的状态所使用的一切技巧,所有生物都具备这一技巧。适应包括通过各种措施,将机体调整到能够适应压力源,所以个体在遇到压力源时,会在其能力范围内想办法去应对从而维持内稳态,保障健康生存。

(二)适应的层次

人作为一个整体,涵盖了生理、心理、社会等不同层面,因此适应的层次也要对照人所涵盖的范围适应的几个层次如下。

1. 生理代偿适应 人会敏锐地察觉到周围环境所发生的变化,对于变化带来的不适感,机体会进行自我调适,从而保障机体稳定的发展。生活中最为常见的,当周围的自然环境发生较大的变化后,早期身体会明显的出现不适,但随着时间的推移,环境没有产生进一步变化的情况下,机体的不适感在没有采取其他干预措施的情况下得到了缓解,这就是出现了生理适应,人自发产生的为了适应环境变化而产生的改变。

2. 心理适应 出现压力后,人会出现紧张焦虑等一系列心理问题,但是在潜意识,如果不断地通过心理暗示的方式,这一部分情绪问题会得到一定的缓解,当紧张焦虑的问题得到改善后,压力会感觉小一些,这就是心理上适应了压力的存在。

3. 社会适应 人会因为身处的社会环境不同,有意识地调整自己的行为举止,以符合当下社会的行为规范、习惯等,使自己能够融入当下的环境,应对个体、家庭及各种社会团体的压力。

4. 技术适应 随着时代的进步,技术的变革,原本已有的方式已经无法跟上飞速进展的脚步,新的压力源也在不断出现,传统的应对方式已经无法保障人适应新的压力源,因此需在过去的基础上进行技术突破,用以应对新的压力源,但在应对的同时也应尽量减少新的压力源的产生。

NOTE

(三)适应的特性

所有的适应层次,无论是生理的、心理的、社会文化的、技术的,都有以下共同的特性。

1. 适应的目的性　无论哪种适应层次,其目的均是确保机体处于一种平衡的最佳状态,让机体趋于稳定。

2. 适应的主动性　当压力源出现,人们会根据不同的压力主动进行调整从而缓解压力,这个调整的过程是自主发生的,人本能的会去逐步适应新的改变,适应过后的人得到进一步的发展,不适应的人会被压力源所限制,在限制中激发本能去适应。

3. 适应的全身性　适应需要从生理、心理、社会文化及技术等层面共同开展。

4. 适应的特异性　面对同样的压力源,当个体所处的环境不同,所接受的教育不同,认知能力不同,每个人的背景不一致的时候,受多重因素影响大家应对压力的能力和方式是不一样的,存在个体差异,适应的程度不同。即便是同一个个体,当处于生命的不同阶段时,面对一样的压力源会做出不一样的适应反应,这和个人阅历与成长经验等因素有关。

5. 适应的限度性　机体在应对压力时做出的反应,逐渐的让人开始接受新的变化,逐步将机体随着压力源的改变调整到一种平衡状态,这种调整的过程具有一定的范围,超出范围的部分,会让机体感到难以承受,适应不良时不但不能激发机体更强的适应性,反而会加重机体的不适,长期处于超出限度的范畴,会引起各方面的不适,但每个人的限度存在个体差异。

6. 适应的时间性　适应的过程不是短时间内快速完成的,而是一个逐步适应逐渐调整的状态,需要充分的时间让机体从多个层面进行适应。因此,在面对压力源时要有耐心,留出充裕的时间,慢慢进行适应。

7. 适应的压力性　适应的过程本身也具备一定的挑战性,出现适应反应的同时也会带来新的压力源,因此,适应的过程也存在一定的压力性,这种压力是随之而来无法规避的。

四、压力与适应理论在护理中的应用

所有人都无法避免疾病的发生,一旦患病,患者会面临很多健康状态下不曾应对的压力源,适应不良的情况下会加重病情;护士在工作中也需要应对压力,正确地应对压力能够帮助护士缓和压力。

(一)患者的压力及应对方式

1. 患者常见的压力源

(1)环境改变:患者因病入住医院,住院环境与其之前的生活环境不一样,环境变化会让患者感到陌生,容易出现紧张情绪,也不熟悉医院的各项流程,对医院的工作人员也感到陌生,这些情况都会导致患者出现无助感。

(2)疾病威胁:患者对于疾病存在不了解的情况,缺乏与疾病相关的信息,对疾病存在恐惧心理,不清楚疾病会对自己的生活造成什么样的影响,害怕因病出现不良后果,出现负面情绪。

(3)分离焦虑:离开熟悉的亲人朋友,独自在医院进行治疗的过程中,会出现思念亲人,感到孤独的情绪,和病友不认识,出现的陌生感让患者感到焦虑。

(4)经济担忧:治疗期间以及预后康复期间涉及的费用,都是患者需要担心的,经济状况不理想的患者,越发担忧经济上造成的负担。

(5)自尊受创:患者的各项活动受限,因治疗需要也会出现隐私部位暴露,个人形象在住院期间也可能出现改变,患者觉得失去尊严。

2. 协助患者应对压力

(1)应对环境压力:为患者创造轻松的治疗环境,管理好病室,确保病室安静、舒适、安全,在患者感到陌生无助时,积极主动热情地接待患者,为患者介绍病区各项情况,缓解患者对环境的陌生感,减轻不适感。

(2)应对疾病压力:及时准确耐心地告知患者与疾病相关的信息,尽可能地用简单通俗的语言让患者对疾病有所了解,确保患者能够正确认识疾病,及时解答患者关于疾病相关的问题。

(3)应对分离压力:护士应尊重、关心、爱护患者,给予患者家人般的关怀,鼓励患者家属进行适时地陪护和看望,陪伴患者、鼓励患者,协助患者和其他病友建立交往关系,增进交流缓解孤独感,从而释放分离压力。

(4)应对经济压力:根据患者的实际情况,了解患者的经济状况,根据实际情况制订合理的治疗方案,避免过度医疗,对于特别困难的可以协助患者寻求相关部门的支持。

(5)应对自尊压力:协助患者保持良好的自我形象,使其获得自尊和自信,尊重患者原本的生活习惯,治疗前取得患者的理解和配合,尊重患者的决定。

(二)护士的压力及应对方式

1.护理工作中的压力

(1)自身因素:护理工作要求护士具备高度的责任心、细心、耐心,同时还需要具备专业的知识背景和过硬的心理素质。

(2)工作量高负荷:护理工作需要大量的人手,但目前许多医院都面临护士短缺的问题,人员配置不足,使得现有的护士承担起高负荷的工作量。

(3)工作时间长:临床护理工作具备一定的特殊性,要求 24 小时对患者进行照护,护士需要日夜轮班满足临床护理的需求,所以护士存在睡眠紊乱的情况。

(4)人际关系复杂:护士除了要面对患者,还需要和医生、患者家属、其他相关部门进行沟通和协调,复杂的人际关系对护士而言增加了交际压力。

(5)工作风险大:护士长期与患者接触,容易因职业暴露造成风险意外,在开展护理工作的过程中护患关系紧张,患者也有可能出现威胁到护士安全的行为,对护士的身心造成影响。

2.护理工作压力的预防与应对

(1)积极学习,不断提升自己的业务能力,提高业务水平,通过扎实的基础和娴熟的护理技能缓解自身情绪紧张带来的压力。

(2)工作中合理进行任务分配,将资源利用最大化,提高工作效率,减少无用的形式主义。休息时间段,合理安排个人生活,注重休息,白天可以加强运动,增强体质,夜间多听舒缓的音乐,放松思想,保障充足的睡眠时间,缓解睡眠形态紊乱的压力,养成健康的生活习惯。

(3)掌握一定的沟通技巧,面对不同的沟通对象采用合适的沟通方法,避免人际交往间的矛盾冲突,遇到问题积极寻求帮助。如因个人原因出现情绪波动影响到工作状态,可以及时地释放自己的情绪,缓解内心压力,学会自我调节。

(4)加强防护意识,避免出现职业暴露,学习职业暴露后的应对措施,一旦发生意外可以及时有效地采取干预措施。存在护患冲突时,及时寻求帮助,积极主动地化解患者的负面情绪,避免冲突的发生。

> **想一想:**
> 患者,男性,户外工作者,无抽烟史、无酗酒史,长期高强度工作,近三个月来常感进食过程中食物难以下咽,患者自述未改变饮食习惯和食物类型,最近一个月来普通饮食进食过程中吞咽困难明显加重,改为流食则情况稍有缓解,偶尔有胸骨后灼烧感。患者意识清醒,生命体征平稳,入院后查体,经 X 线钡餐检查提示食管上段右侧壁毛刺样改变,诊断为食管癌早期。该患者得知病情后紧张不安,出现失眠的情况,因无法支付手术费用拒绝手术治疗。该患者目前存在哪些压力源?

NOTE

第四节 自理理论

奥瑞姆(Orem)全名多萝西亚·伊丽莎白·奥瑞姆(Dorothea Elizabeth Orem)是著名的护理学家,于 1914 年出生于美国一个普通的工人家庭。1930 年获得护理专业大专学历。毕业以后进入到医院开展临床护理工作,分别在儿科、内外科、急诊室等不同科室工作。1939 年在美国取得了护理学学士学位后,离开了临床一线进入到护理院校任教。在 1945 年获得了护理教育硕士学位,之后开始担任护理院校校长。1949 年离开了护理院校进入到印第安纳州卫生局医院分部工作。1957 年正式进入卫生教育福利部教育司工作,其主要的工作任务就是进行护士的培训。1959 年开始进入大学任教并担任护理系主任。奥瑞姆在 1958 年就开始进行自理理论的研究,她一生工作经历丰富,先后担任过临床护士、护士长、实习带教老师、护理部主任、护理教育咨询专家、护理研究者、护理管理者等多重角色,对各护理领域的工作有着深刻的体验和感受,为其理论的发展打下了坚实的实践基础。基于这些基础,在进行了深入的思考和研究后她在 1959 年出版了《职业护理教育课程设置指南》一书,她在书中指出,当人们因健康问题无法自我照护时,就产生了需要护理的状况,而护理则是为人们提供自我照护的职业。该书被认为是奥瑞姆自理理论的雏形。后期随着研究的不断深入,她在 1971 年发表了《护理——实践的概念》,自理概念由此出现,该书主要论述了针对个人的护理,后期出版的第二版、第三版中又逐渐将内容扩展到对家庭、群体和社区的护理。自理理论从"护理是为人们提供护理照顾的职业"发展成为"个体应对其健康有关的自我护理(自理)负责,自理是个体为维持生命、健康和幸福需要自己进行的活动"。

一、奥瑞姆的自理理论

(一)奥瑞姆自理理论的基本内容

奥瑞姆自理理论的理论框架主要涵盖了人、护理、健康、环境这四个最基本的要素,人指需要接受护士帮助和照护的人,这个人除了指代个人,同时也包括家庭、社区及社会群体;环境指人以外的所有因素如物理、心理、社会经济、文化背景等一系列可能会影响人的自理能力的因素;护理指能够预防自理缺陷发展,能够为不能自理的人提供治疗性的护理活动;健康指按照WHO对健康所下的定义,即以预防保健为基础。其基本内容中包含了"自理理论""自理缺陷理论""护理系统理论"三个组成部分。自理理论介绍什么是自理,人存在哪些需求;自理缺陷理论介绍人在什么时候需要护理;护理系统理论介绍怎么样才能通过护理系统来帮助个体满足治疗性的自理需要。自理顾名思义即为自我护理,人们需要维持生命、健康从而采取的行动为自理。自理需要一个人具备执行自理活动的能力,而这种能力是在个人的成长过程中逐渐学会并提升的,能够干扰到或者影响到一个人的自理能力的因素有很多,包括个体的年龄、性别、生活经历、资源情况、社会文化背景、健康及经济状况等。

(二)奥瑞姆自理理论中的基本概念

1.自理 自理指的是个体为了能够满足自身的结构完整并确保功能的正常运作,满足生长发育的需求进行的一系列自发性的调节活动。这部分内容需要通过后期的学习获得并逐渐加强,需要个体有主观意识进行获取也需要他人的指导与帮助。

2.自理能力 自理能力指的是个体开展自理活动的能力或者完成自我照顾的情况,一个人的自理能力能够一定程度上代表个体是否趋于成熟或具备成熟的条件。理论上每个正常人都具备一定程度的自理能力,但根据一个人健康情况、发展阶段、成长背景等多种因素,每个人具备的自理能力存在个体差异性。即便是同一个个体,受到健康因素的影响或处于不同的生命阶段,其自理能力都会存在一定的差异性。

3. 基本条件因素 基本条件因素指的是个体的生活状况特征及其生活条件等因素,如年龄、性别、健康情况、社会背景、文化程度。宗教信仰、生活方式、家庭背景、生活环境等能够影响到个体自理能力的因素。

4. 自理需要 自理需要指的是个体在某个特定时期内个体需要的自理活动,通常分为三种情况,即一般性的自理需要、发展性的自理需要和健康偏离性自理需要。

(1)一般性的自理需要:包括6个方面,即摄入足够的空气、水分及食物;维持良好的排泄功能;保持活动与休息的平衡;维持社会交往的需要;避免有害因素对机体的刺激;促进人的整体功能与发展的需要。

(2)发展性的自理需要:随着人的生长发育,在不同阶段出现的特定条件下产生的需要,如特殊的生理性时期,常见的有新生儿期、婴幼儿期、儿童期、青春期、妊娠期、更年期的自理需要;还存在于外在因素改变时,如因某种因素导致失学、面对亲人离世、发生工作失业、遇到大型自然灾害等、更换生活环境时。

(3)健康偏离性自理需要:个体在遭受到不同程度的伤害时,如患某种疾病、受到创伤或者正在诊断治疗的过程中存在的需要。这个时期的需要需要通过及时治疗、认真执行医嘱、学会应对这个时期产生的身心不良反应、逐步适应患者角色等得到满足。

5. 治疗性自理需要 针对某个个体当前正面临的自理需要,是需要通过采取行动来满足的需要。了解一个患者存在的治疗性自理需要,护士需要针对这个患者的实际情况,全面分析找出患者目前存在哪些还没有得到满足的需要。

(三)自理缺陷理论

当一个人的自理能力没有办法满足他自身的治疗性自理需要的时候或者是当照顾者的自理能力不能够满足被照顾者的治疗性自理需要的时候,说明自理缺陷是存在的,表明这个时期需要护理帮助,明确了护理工作所需要开展的内容。在奥瑞姆看来,自理能力和自理需要之间存在着平衡关系,如果一个个体的自理能力可以满足自身的治疗性自理需要时,那就说明个体处于平衡状态,一旦因各种因素导致个体自理能力下降或者自理需要增加了,那么这种平衡就被打破了,也就是出现了自理缺陷,这个时候就应当由护士介入开展护理工作,通过护士的帮助弥补个体存在的自理不足的问题,使得治疗性自理需要得到满足,通过护理使得个体恢复健康水平。

(四)护理系统理论

1. 完全补偿护理系统 当患者无法满足自身的治疗性自理需要的时候,护士给予全面的帮助,这个阶段没有特指的事情,它可以发生在所有人的生命周期的各个发展阶段,在完全补偿护理系统里,患者的自理能力极度缺乏,需要护士提供全面的帮助,从而满足患者在氧气、水、营养、排泄、个人卫生、活动以及感官刺激等各方面的需要。例如,完全丧失意识的患者或完全丧失活动能力的患者。

2. 部分补偿护理系统 当患者没有能力完成全部的治疗性自理需要,只能满足部分,不能满足的部分就需要通过护士的帮助而完成。在部分补偿护理系统里,患者和护士是共同参与完成自理活动的,需要相互配合从而满足需要。例如,手术后的患者,能够自主完成进食,但如厕行为需要护士协助。

3. 支持-教育系统 当患者可以满足自身的治疗性自理需要时,护士可以提供一定的指导和支持。在支持-教育系统中,患者可以学习一部分必需的自理方法以进一步提高自理能力,这部分的学习需要护士的帮助,护士可以通过支持、指导的方式,并提供促进发展的环境来教育患者提高自理能力。例如,护士指导糖尿病患者学会自行监测血糖水平,控制血糖,提高糖尿病患者的生存质量。

护理系统见图 6-3。

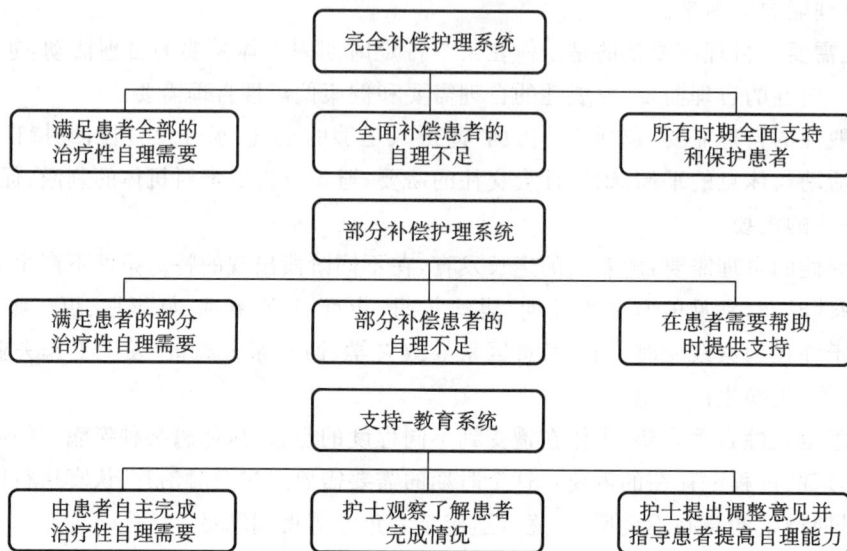

图 6-3　护理系统

二、自理理论与护理

(一)了解患者的自理能力和自理需要

根据患者提供的资料,评估患者的实际情况后,护士可以知道目前患者存在哪些方面的自理缺陷,是什么原因导致的自理缺陷,从而了解患者的实际自理能力和需要,根据实际情况判断患者是否需要护理干预。

> **想一想:**
> 王某,女性,某高校教师,因户外活动时意外受伤,急诊入院。入院后生命体征平稳,意识清醒,交流顺畅,双下肢因骨折行骨折固定手术。术后患者情况稳定,预后效果理想,预计下周出院。根据奥瑞姆的自理理论,患者在术前、术中、术后不同阶段的自理能力是否一致,这三个阶段最佳的护理系统是什么?

(二)为患者制订护理计划

根据患者的实际自理需要和护理能力,在完全补偿护理系统、部分补偿护理系统和支持-教育系统三个系统中选择一个最适合患者的护理系统,根据不同系统的特点,为患者制订符合其自身特点的护理计划,这个计划可以有效地帮助患者恢复健康,提升自理能力,不会出现忽视患者实际自理能力做出不符合患者特点的护理计划的情况。

(三)实施护理措施

根据具体的护理计划开展符合患者自理能力情况的护理措施,从而帮助患者恢复或提高自理能力满足自理需要,提高患者的生活质量健康意识,促进良好的护患关系发展,提升护士的综合素养,增强护理的时效性。

NOTE

思政小课堂

我能为父母做什么？

我能为患者做什么？

利用马斯洛需要层次论、自理理论和父母进行一次深入沟通。

了解父母处于什么阶段，目前的需求是哪个层面的，并延伸到患者身上，考虑患者在不同阶段会存在哪些需要呢？

护考考点提示

1.马斯洛需要层次论将人的基本需要分成哪些层次？

2.护士的工作压力源有哪些？

3.自理理论在护理实践工作的应用？

4.护理程序的理论基础是什么？

讨论与思考

1.住院患者存在哪些需求，请基于马斯洛需要层次论进行思考。

2.10岁患儿因外伤意外受伤后入院，住院治疗期间一直不愿意配合治疗，并多次提出回家的想法，请问当下该患者存在的首要需要是什么？护士应当如何解决？

3.在开展护理实践工作过程中，护士存在哪些压力？应当如何缓解这些压力？

小结

需要理论在临床的应用。自理理论在护理工作中的应用。压力与适应理论在护理工作中的应用。

（褚江周）

第六章
目标测试

NOTE

第七章 护理程序

第七章PPT

第七章
思维导图

学习目标

1. 了解评估资料的记录，护理诊断的排序，护理实施的过程，护理评价的步骤。

2. 熟悉护理诊断的组成及陈述，书写护理诊断的注意事项，护理措施的类型，护理实施的过程。

3. 掌握护理评估的方法和内容，护理诊断与医疗诊断的区别，确定护理目标的内容，护理程序、护理诊断的概念。

案例导入

患者李某，男性，68岁，慢性支气管炎病史25年，主诉发热、咳嗽、咳黄色黏液痰3天，自觉咳嗽无力，痰液黏稠不易咳出，稍微活动即感呼吸困难。有烟酒嗜好，吸烟45年，每天1盒，难以戒除。查体：T 38.5 ℃，精神萎靡，皮肤干，口唇略发绀，肺部听诊可闻及湿啰音。

分析提示：

1. 应如何正确评估该患者？该患者当前主要的护理问题有哪些？

2. 如何为该患者制订切实可行的护理计划？

护理程序(nursing process)是一种有计划、系统而科学的护理工作方法，目的是确认和解决护理对象现存或潜在的健康问题。它是一个综合性、动态性、决策性和反馈性的思维及实践过程，是护士根据不同护理对象的需要进行的一系列有计划、全面的整体护理，是现代护理的核心。护理程序体现了护理专业的独立性和科学性，为护理学向科学化、系统化的方向发展奠定了一定的科学基础。

美国护理学家莉迪亚·赫尔(Lydia Hall)在1955年首先提出护理程序的概念，认为护理是"按程序进行工作的"。之后，美国护理学家多萝西·约翰逊(Dorothy Johnson)、艾达·奥兰多(Ida Orlando)等尝试将护理程序描述为三个步骤，但具体内容各异。1967年，美国护理学家海伦·尤拉(Helen Yura)确定护理程序包括评估、计划、实施及评价四个步骤。1973年，美国护理学家克里斯汀·盖比(Kristine Gebbie)在护理程序中加入了护理诊断，使护理程序成为五个步骤。1973年，美国护士协会(American nurses association, ANA)规定护理程序包括评估、诊断、计划、实施及评价五个步骤，并将其列入护理实践标准。

护理程序的理论基础来源于系统理论、需要层次理论、信息交流理论和解决问题理论等。系统理论组成了护理程序的框架(图7-1)；需要层次理论为评估护理对象健康状况、预见护理对象的需要提供了理论依据；信息交流理论赋予护士与护理对象交流能力和技巧的知识，从而确保护理程序的最佳运行状态；解决问题理论为确认护理对象健康问题，寻求解决问题的最佳方案及评价效果奠定了方法论的基础。

NOTE

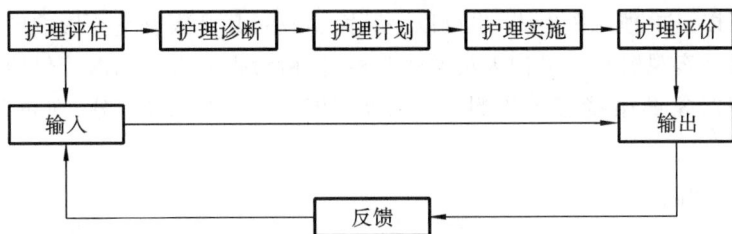

图 7-1 护理程序的理论基础(系统理论)

第一节 护理评估

护理评估(nursing assessment)是指护士有计划、有组织、系统地收集资料,并对资料加以整理与分析的过程,目的是明确护理对象所要解决的健康问题。护理评估是护理程序的第一步,是护理程序最基本的步骤。护理评估所收集的资料是否全面、准确,将会直接影响到护理诊断的正确性以及护理计划的制订和实施,从而影响护理目标的实现。

护理评估从护士与护理对象第一次见面时就已经开始,直到护理对象出院或护理照顾结束时才终止。护理评估是一个动态、循环的过程,贯穿于护理程序的全过程,护士应随时收集有关护理对象病情变化和反应的资料,及时对护理计划进行补充。护理评估分为收集资料、整理分析资料和记录资料三个方面的工作。

一、收集资料

收集资料是护士系统、连续地收集护理对象健康状态信息的过程,主要目的是建立护理对象健康状况的基本资料,为做出正确的护理诊断、制订护理计划、评价护理效果提供依据,也为护理教学和科研积累资料。

(一)收集资料的目的

(1)为做出正确的护理诊断提供依据。

(2)为制订护理计划提供依据。

(3)为评价护理效果提供依据。

(4)为护理教学和科研积累资料。

(二)资料的来源

1.直接来源 护理对象本人是资料的直接来源,护理对象提供的资料是其他途径无法得到的。只要护理对象意识清楚,沟通无障碍,健康状况允许,就应通过护理对象的主诉和对护理对象的交谈、观察、健康评估等方法来获取资料。但某些因素可以影响资料的准确性,需要护士结合其他资料进一步核实。

2.间接来源

(1)护理对象的亲属或与其关系密切的其他人员,如朋友、同事等。

(2)其他医护人员,如医生、营养师、护士等。

(3)病历记录和实验室检查报告。

(4)文献记录,各种医疗护理文献可以为护理对象的病情判断、治疗和护理提供理论依据。

(三)资料的分类

1.主观资料 主观资料即护理对象的主诉,包括他的经历、感觉以及他所看到的、听到的或想到的关于健康状况的主观感觉。如疼痛、恶心、胸闷,"我感觉头晕""我腹痛厉害"等。主

NOTE

观资料的来源可以是护理对象本人,也可以是其家属或对其健康有重要影响的人。

2.客观资料 客观资料即医护人员通过观察、体格检查或者借助医疗仪器、实验室检查而获得的有关护理对象健康状态的资料。如体温 39 ℃、呼吸 20 次/分、面色苍白、肠鸣音亢进等。

（四）资料的内容

在进行护理评估时,护士需要从整体护理理念出发,全面了解护理对象对健康问题的身体、心理、社会、文化、经济等反应,内容主要包括一般资料、生活状况及自理程度、健康检查及心理社会状况等。

1.一般资料 一般资料包括:①患者姓名、性别、出生年月、民族、职业、文化程度、住址、宗教信仰、婚姻状况及联系人等。②此次住院的情况:主诉、现病史、入院方式、医疗诊断及目前用药情况。③既往史、家族史、过敏史。④对健康的预期:治疗方案、家庭照顾方案、治疗预期结果等。

2.生活状况及自理程度 生活状况及自理程度包括:①饮食形态:护理对象饮食的种类、营养搭配及摄入情况,食欲、咀嚼及吞咽情况。②睡眠休息形态:护理对象在睡眠、休息后的体力恢复情况以及是否需要辅助睡眠。③排泄形态:护理对象排便、排尿情况以及有无排泄异常。④健康感知与健康管理形态:护理对象保持健康的能力以及寻求健康的行为、生活方式、保健知识及遵守医嘱的情况。⑤活动与运动形态:护理对象生活自理能力、活动能力、活动耐力的情况以及躯体有无活动障碍。

3.健康检查 健康检查包括:①意识状态、定向力和语言能力。②皮肤黏膜:皮肤的颜色、温度、湿度、弹性、完整性,伤口外观及眼睛和口腔黏膜情况等。③呼吸形态:呼吸的节律,有无呼吸困难及咳嗽咳痰情况,呼吸方式及呼吸音是否正常。④循环系统:心率、心律、心音情况,有无杂音,组织有无水肿、脱水及足背动脉搏动情况等。⑤消化系统:有无消化道症状,如恶心、呕吐、腹痛、腹胀等,腹部有无肌紧张、压痛、反跳痛,有无引流管、造瘘口,以及引流液的颜色、性质及量等。⑥性生殖系统:月经周期及月经量是否正常,外阴、阴道及乳房有无异常,性生理及心理情况等。⑦肌肉骨髓系统:骨骼发育情况、活动能力、活动耐力、步态等。⑧认知感受形态:患者有无疼痛、眩晕、麻木、瘙痒等感受,感觉如听觉、嗅觉、味觉、触觉有无异常,认知过程如思维活动、记忆能力等有无障碍。

4.心理社会状况 心理社会状况包括:对疾病的认识和态度,对护理的要求,性格特征,情绪状态(有无焦虑、恐惧、抑郁、沮丧等情绪),应对能力(近期生活中的应激事件,如是否有离婚、失业,家人生病、去世等发生),工作环境,医疗保健待遇,经济状况,家属对患者的态度和对疾病的了解,社会支持系统状况等。

（五）收集资料的方法

1.观察 观察指运用感官或借助简单诊疗器械如血压计、体温计、听诊器等系统收集护理对象的健康信息的方法。观察是一个连续的过程,护士在初次接触护理对象时即开始观察护理对象的外貌、步态、体位、精神状态、个人卫生等情况。

(1)视觉观察:运用眼睛观察患者的体态、神志、精神状态、皮肤黏膜、营养发育状况、呼吸方式、呼吸节律及频率、四肢活动能力等。

(2)触觉观察:运用手的触摸感觉判断患者的某些组织和器官的物理特征,如皮肤温度和湿度、脉搏的跳动、器官的形态和大小、肿块的位置及表面性质等。

(3)听觉观察:运用耳朵辨别患者发出的各种声音,如患者的呼吸音、谈话时的语音、器官的叩诊音以及借助听诊器听到的心音、肠鸣音、血管杂音等。

(4)嗅觉观察:运用嗅觉辨别患者身体或排泄物、分泌物发出的异常气味。

2.交谈 交谈是指人与人之间交换思想、观点和感情的过程,是收集资料的最主要方法。护患之间进行交谈时,要注意以下几个方面。

(1)安排合适的环境:交谈环境要安静、舒适、不受干扰,并有适宜的照明,让患者在较放松、较少压力的情况下,陈述自己的内心感受。

(2)说明交谈的目的及需要的时间:正式交谈前向护理对象交代交谈的目的、大约所需的时间,让护理对象有心理准备。

(3)引导护理对象抓住交谈的主题:护士事先准备好交谈的提纲,交谈中引导护理对象按顺序讲出所需要的资料。当护理对象叙述时,不要随意打断或提出新的话题,但要有意识地引导护理对象抓住主题。交谈结束后,可按照交谈内容做小结。交谈中注意运用沟通技巧,关心体贴护理对象,通过交谈与护理对象建立相互信任的关系。

3.护理体检 护理体检是护理评估中收集客观资料的方法之一。护士通过视诊、触诊、叩诊、听诊等方法,对护理对象进行全面的体格检查,可以了解护理对象的健康情况,便于确立护理诊断,制订护理计划。

4.查阅文献 查阅文献包括查阅护理对象的医疗病历、各种护理记录、既往健康记录、实验室报告等。

二、整理分析资料

(一)整理资料

通过收集获得了大量有关护理对象的资料,为了有效地分析这些繁杂的资料,首先要对其进行整理、分类,以便护士能迅速地从中发现问题。目前整理资料的方法主要有以下几种。

1.按马斯洛的需要层次理论分类

(1)生理的需要:营养需要、呼吸道阻塞、疲劳、大小便失禁等。

(2)安全的需要:对医院环境陌生、对医护人员不信任、手术前紧张等。

(3)爱与归属的需要:患者想家、害怕孤独、希望有人来探视等。

(4)尊重的需要:外貌受损不敢见人、个人的宗教信仰等。

(5)自我实现的需要:担心住院影响学习或工作和怕受疾病的影响不能实现自己的理想等。

2.按戈登的11个功能性健康形态分类 此种分类方法通俗易懂,易掌握,是目前在临床中使用较广泛的分类方法。

(1)健康感知-健康管理形态:个体自觉健康状态如何以及为维护或促进健康所采取的措施及效果。如有无烟酒嗜好,是否知道自己所患疾病的影响因素等。

(2)营养代谢形态:食物和水的摄入量、种类,有无咀嚼或吞咽困难、消化不良、恶心、呕吐、近期体重变化及原因,有无皮肤损害等。

(3)排泄形态:每日排尿及排便的次数、量、颜色及性状,有无排泄异常及影响因素等。

(4)活动运动形态:进食、穿衣、沐浴等日常生活能力如何,有无运动障碍,是否借助拐杖、轮椅等辅助工具等。

(5)睡眠-休息形态:日常睡眠、休息情况,有无失眠、早醒等睡眠异常及其影响因素,是否借助药物入睡等。

(6)认知-感知形态:有无视、触、听、嗅等感觉的改变,有无疼痛及其部位、性质、程度、持续时间等。

(7)自我认识自我概念形态:感觉自己如何,有无焦虑、恐惧等情绪及其原因等。

(8)角色关系形态:社会交往情况,角色及适应情况,家庭结构,经济收入能否满足个人需

NOTE

要等。

(9)性-生殖形态:性生活满意程度,性别角色认同,女性月经和生育情况等。

(10)应对-应激耐受形态:是否经常感到紧张,采用什么方法进行调节;近期有无重大生活改变等。

(11)价值信念形态:有无宗教信仰,健康问题出现后是否影响到某些观念或价值观的改变等。

3. 按人类反应形态分类　可分为交换、沟通、关系、赋予价值、选择、移动、感知、认识、感觉九种。北美护理诊断协会将护理诊断也按此九种形态进行了分类,因此可以从某形态有异常的资料直接推导出护理诊断,但这种分类方法比较抽象,使用起来不方便。

(二)核实资料

护士将收集到的资料进行核实,以确保资料的真实性和准确性。

(1)核实主观资料:主观资料是护理对象的主诉,核实主观资料并非由于护士不信任护理对象,而是因为有时护理对象和医护人员在认识上存在差异,这就需要用客观资料对主观资料进行核实。

(2)澄清含糊的资料:当资料不够明确时,护士必须进一步收集更加详细的资料,以清楚护理对象的真实情况。如患者主诉"胸口疼",护士需要询问患者疼痛的性质、发作的时间、持续的时间以及可能的诱发因素和缓解的方式等详细资料。

(三)分析资料

分析资料的目的是发现健康问题,为护理诊断做准备。首先将护理对象的资料与正常值进行对比找出异常部分,并进一步找出引起异常的相关因素。

三、记录资料

资料目前尚无统一的格式,可以结合各医院的特点自行设计,但无论记录的格式如何,在记录中均应注意以下问题:①记录必须全面、准确、及时,应客观地记录护理对象的情况,不要掺杂自己的主观判断和结论。②客观资料的描述应使用专业术语。③收集到的各种资料都应记录,记录时应清晰、简洁,避免错别字。

第二节　护理诊断

护理诊断是护理程序的第二步,是护士在评估的基础上对所收集的健康资料进行分析,从而判断护理对象现存或潜在的健康问题及引起健康问题的原因。

一、护理诊断的定义

1990 年,北美护理诊断协会(North American Nursing Diagnosis Association,NANDA)提出并通过了护理诊断的定义:护理诊断(nursing diagnosis)是关于个人、家庭、社区对现存或潜在的健康问题及生命过程反应的一种临床判断,是护士为达到预期的结果选择护理措施的基础,这些预期结果应能通过护理职能达到。

从护理诊断的定义可以看出,所描述的人类健康问题必须在护理工作范围之内。护士可通过对护理对象的评估,判断其健康问题,通过护理职能解决或缓解问题。因此,护理诊断是护士执行其独立性功能的表现,但并不能涵盖所有护理活动,如给护理对象应用药物需遵医嘱执行。

二、护理诊断的组成

NANDA 提出的护理诊断由名称、定义、诊断依据和相关因素四个部分组成。

（一）名称

名称是对护理对象的健康问题的概括性描述，应尽量使用 NANDA 认可的护理诊断名称，常用改变、受损、缺陷、无效或有效等特定描述语。具体可分为以下四类。

1. 现存的护理诊断 现存的护理诊断是指对护理对象正在经历的健康问题的临床判断，是依据相关的症状和体征提出的。如清理呼吸道无效、体温过高、疼痛等。

2. 潜在的护理诊断 潜在的护理诊断是指护理对象目前尚未发生问题，但有危险因素存在，若不采取护理措施，就一定会出现的健康问题。用"有……的危险"进行描述，如有皮肤完整性受损的危险、有窒息的危险等。

3. 健康的护理诊断 健康的护理诊断是指个体、家庭或社区从特定的健康水平向更高的健康水平发展所做的临床判断。如母乳喂养有效。

4. 综合的护理诊断 综合的护理诊断是指一组由特定的情境或事件而引起的现存的或潜在的护理诊断。如环境改变应激综合征。

（二）定义

定义是对名称的一种清晰、正确的描述，NANDA 用定义解释每一个护理诊断的含义，并以此与其他诊断区别。如体温过高的定义为个体处于体温高于正常范围的状态。

（三）诊断依据

诊断依据是护理诊断的具体表现和特征，是做出诊断的临床判断标准。诊断依据可以是护理对象所具有的症状、体征和有关病史，也可以是危险因素。诊断依据分为三种：必要依据是指做出一个护理诊断必须存在的症状和体征；主要依据是做出某一护理诊断时通常需要存在的依据；次要依据是指可能会有的症状和体征，可能对做出某一诊断有支持作用，但不是每次做出该诊断时都存在的依据。

（四）相关因素

相关因素是指导致护理诊断成立或持续的原因或情境。影响个体健康状况的因素可以是多方面的。

（1）疾病方面，如"体温过高"可能与感染、脱水、排汗能力下降等有关。

（2）治疗方面，如"活动无耐力"可能与长期卧床、肢体制动、服用镇静催眠药等有关。

（3）心理方面，如"便秘"可能与患者处于严重的抑郁状态等有关。

（4）情境方面，包含环境、生活经历、生活习惯、角色等方面的因素。如"营养失调：高于机体需要量"可能与不良的饮食习惯有关，如饮食结构不合理、脂类摄入过多等。

（5）发展方面，指与年龄相关的各方面，包括认知、心理、社会、情感的发展状况，如老年人发生便秘，常与活动少、肠蠕动减慢有关。

护理诊断的相关因素常常是涉及多方面的，如"清理呼吸道无效"，可以与手术伤口疼痛有关，还可以由分泌物黏稠引起，还可以与体质虚弱、无力咳嗽有关。所以，一个护理诊断可以有很多相关因素，确定具体的相关因素可以为制订护理措施提供依据。

三、护理诊断的陈述

护理诊断的陈述包括三个要素：①健康问题（problem，P），指患者现存的和潜在的健康问题。②原因（etiology，E），是指引起患者健康问题的直接因素、促发因素或危险因素。③症状或体征(symptoms or signs,S),指与健康问题有关的症状或体征,也包括实验室、器械检查结果。

护理诊断主要有以下三种陈述方式。

1.三部分陈述 即 PES 公式,具有 P、E、S 三个部分,多用于现存的护理诊断。

(1)气体交换受损(P):发绀、呼吸困难、PaO_2 为 5.2 kPa(S),与呼吸道分泌物过多有关(E)。

(2)焦虑(P):自诉感到担心、注意力不集中、食欲下降(S),与即将接受冠状动脉造影术有关(E)。

2.两部分陈述 即 PE 公式,只有护理诊断名称和相关因素,而没有临床表现。

(1)有皮肤完整性受损的危险(P):与长期卧床有关(E)。

(2)有体液不足的危险(P):与大量利尿有关(E)。

两部分陈述多用于潜在的护理诊断,因危险目前尚未发生,因此没有 S,只有 P、E。

3.一部分陈述 只有 P,这种陈述方式用于健康的护理诊断,如社区健康功能增强(P)。

四、护理诊断与合作性问题

在临床实践中,护士经常遇到问题没有包含在 NANDA 所认可的护理诊断中,但这些问题确实需要护理提供干预,因此,1983 年琳达·卡本尼图(Lynda Juall Carpenito)提出了合作性问题的概念。她认为需要护士提供护理的问题可分为两大类:一类是经护士直接采取护理措施就可以解决的,属于护理诊断;另一类是需要与其他健康保健人员尤其是医生共同合作解决的,护士主要提供监测护理,属于合作性问题。

合作性问题需要护士进行监测,以便能够及时发现护理对象身体的变化,是需要护士运用医嘱和护理措施共同处理以减少并发症发生的问题。当然并不是所有的并发症都属于合作性问题,通过护理措施能够预防和处理的并发症属于护理诊断;而那些护士不能通过护理措施预防和独立处理的并发症才是合作性问题,如手术后患者伤口出血,通过护理措施是无法预防其发生的,护士的作用主要是监测有无出血发生,一旦发生应及时与医生配合共同解决问题。

合作性问题的陈述方式为:"潜在并发症(PC):××××",潜在并发症英文为 potential complication,简写为 PC。如"潜在并发症:出血"或"PC:出血"。一旦诊断了潜在并发症,就提醒护士这个患者有发生这种并发症的危险或患者可能正在出现这种并发症,护士应注意病情监测,以及时发现并发症的发生,及早与医生配合处理。在书写合作性问题时,护士应注意不要漏掉"潜在并发症",否则就无法与医疗诊断相区别了。

护理诊断与合作性问题的区别在于:前者需要护士做出一定的处理以求达到预期的结果,是护士独立采取措施能够解决的问题;后者需要护士与其他医护人员共同干预,配合处理才能够解决,护士的主要任务就在于监测,及时发现异常报告医生或其他医护人员并协同处理。

五、护理诊断与医疗诊断的区别

医疗诊断是用一个名称说明一种疾病或病理变化,以指导治疗。护理诊断是叙述个体和人群由于病理状态所导致的已存在的或潜在的反应,包括生理、心理、社会等方面的反应,以指导护理,是制订护理措施的依据。护理诊断与医疗诊断的区别见表 7-1。

表 7-1 护理诊断与医疗诊断的区别

项目	护理诊断	医疗诊断
诊断的对象	对个人、家庭、社区现存的或潜在的健康问题或生命过程反应的一种临床判断	对个体病理、生理变化的一种临床判断

续表

项目	护理诊断	医疗诊断
描述内容	描述个体对健康问题的反应	描述一种疾病,一旦确诊不会改变
决策者	护士	医疗人员
职责范围	护理职责范围	医疗职责范围
处理手段	通过护理措施解决或减轻	通过治疗手段治愈或缓解
适用范围	个人、家庭、社区的健康问题	个体的疾病
稳定性	随病情变化而改变	确诊后不会改变
数量	可同时有多个	通常只有一个
举例	疼痛:与心肌缺血缺氧坏死有关	急性心肌梗死

六、书写护理诊断的注意事项

1. 明确医疗与护理的职责范围 医疗诊断、护理诊断、合作性问题所描述的均为人的健康问题,但各自侧重点大不相同。护理诊断所描述的健康问题,必须在护理职责范围之内,是能通过护理措施解决或减轻的问题。护士如果提出"肺炎:与受凉有关"的护理诊断则是错误的,错在把医疗诊断判断成了护理诊断。而"有出血的危险:与胃底静脉曲张破裂有关"则是没有区分清楚合作性问题与潜在的护理诊断,正确的护理诊断应为"潜在并发症:消化道出血"。在临床应用中应注意避免片面强调护理诊断,而忽视合作性问题。特别是对于危重患者,合作性问题往往比护理诊断更需要优先考虑。因为在危重患者的救治中,首要的目标是拯救患者的生命,而这通常都不属于护理工作独立的职责范畴,需要与医生紧密合作解决才能达到目的。

2. 确保"资料"与"健康问题"的一致性 评估收集的资料应与护理诊断符合,例如,一新入院老年女性患者,护士不能凭主观想象护理对象可能会有入睡困难问题,就提出"睡眠形态紊乱"这一诊断,而应该根据收集到的资料,按护理诊断的推理过程判断是否存在"睡眠形态紊乱"的问题。

3. 根据定义和诊断依据确定护理诊断 每个护理诊断均有相应的定义和诊断依据,用以规范其应用范围。护士应明确护理诊断的定义和诊断依据,掌握易混淆的护理诊断定义中的鉴别要点,慎重确定护理诊断,否则将错误引用护理诊断,从而影响护理计划的制订。

4. 贯彻整体护理理念 护理诊断涉及与人的生命有关的生理、心理、社会、文化、发展和精神各个方面的健康问题,以体现整体护理理念。

5. 规范陈述护理诊断 书写护理诊断的原则如下。

(1)使用统一的护理诊断名称。

(2)一个护理诊断只针对一个护理问题,一个护理对象可有多个护理诊断,并随病情变化而改变。

(3)正确陈述和确定相关因素,相关因素应使用"与……有关"的方式陈述,同时要避免将相关因素与该诊断的症状、体征相混淆。

(4)知识缺乏的护理诊断的陈述方式应为"知识缺乏:缺乏××(方面的)知识",如"知识缺乏:缺乏胰岛素注射方法的知识"。

(5)避免价值判断和使用可能引起法律纠纷的语句,如"社交障碍:与缺乏道德有关""皮肤完整性受损:与护士未及时给患者翻身有关"。

NOTE

七、我国日常护理工作中常用的护理诊断

详见附录 A 和附录 B。

第三节　护理计划

护理计划(nursing plan)是护理程序的第三步,是针对护理诊断制订护理措施,是护理行动的指南。同时也是以护理诊断为依据,制订护理目标和护理措施以解决护理对象现存的和潜在的健康问题的具体决策过程。

护理计划包括排列护理诊断顺序、确定护理目标、制订护理措施、书写护理计划四个步骤。

一、排列护理诊断顺序

护理对象同时有多个护理诊断或健康问题时,护士需要根据问题的轻、重、缓、急采取护理行动,以保证护理工作高效、有序地进行。

（一）排序方法

1. 首优问题　直接威胁护理对象的生命,需要立即采取行动解决的问题。如果不及时采取措施,将直接威胁护理对象的生命。如"清理呼吸道无效""气体交换受损""心排血量减少""严重体液不足""组织灌注量不足"等。急危重症患者可同时存在多个首优问题。

2. 中优问题　虽然不直接威胁护理对象的生命,但给护理对象精神上或躯体上带来极大的痛苦,严重影响其健康的问题。如"压力性尿失禁""急性疼痛""腹泻""活动无耐力"等。

3. 次优问题　人们在应对发展和生活变化时所产生的问题。这些问题与疾病的关系不大,往往不是很急迫或需要较少帮助即可解决。如"社交孤立""精神困扰""睡眠形态紊乱""缺乏娱乐活动"等都可以等护理对象进入恢复期后再处理。

护理诊断的排序在疾病的全过程中不是固定不变的,而是随病情的发展而改变。

（二）排序原则

（1）优先解决危及护理对象生命的问题。

（2）按马斯洛人类基本需要层次理论排序,先解决低层次需要,再解决高层次需要。一般来说,影响了生理需要满足或威胁生理功能的平衡状态的问题,要优先解决。

（3）在与治疗、护理原则无冲突的情况下,尽可能尊重护理对象的意见,可优先解决护理对象主观上迫切需要解决的问题。

（4）一般优先处理现存的问题,但不要忽视潜在的问题,虽然目前还没有发生,但一旦发生也会危及护理对象的生命,成为首优问题,需要采取措施加以预防。

护理诊断的先后顺序并不是固定不变的,而是随着疾病的发展及护理对象反应的变化而不断变化的。因此,护士应该充分运用评判性思维的方法,创造性地进行工作。

知识链接7-1

常见的首优问题

（1）支气管扩张:清理呼吸道无效或者窒息(患者出现咯血时)。

（2）心肌梗死:疼痛。

（3）上消化道大出血、异位妊娠、产后大出血：体液不足或有体液不足的危险。

（4）急性感染性喉炎：低效性呼吸形态。

（5）肺炎链球菌肺炎：高热。

（6）维生素 D 缺乏性手足搐搦症：有窒息的危险。

（7）急性肾小球肾炎、右心衰竭：体液过多。

二、确定护理目标

护理目标也称为预期目标、预期结果，是指护理对象在接受护理后，护士期望能够达到的健康状态或行为改变。确定护理目标可以明确护理工作的方向，也可以作为效果评价的标准。护理目标是护理计划中很重要的一部分，每个护理诊断都应有适宜的护理目标。

（一）陈述方式

护理目标的陈述方式主要包括：主语、谓语、行为标准、时间状语、条件状语。

1. 主语 护理对象或护理对象的一部分，有时可省略"患者"二字。

2. 谓语 护理对象将要完成的行为，该行为必须是可评价的。如使用、行走等。

3. 行为标准 护理对象完成该行为所要达到的程度。如距离、速度、时间等。

4. 时间状语 护理对象应在何时达到目标中陈述的结果，即何时对目标进行评价。

5. 条件状语 护理对象完成该行为所必须具备的条件。条件状语不一定在每个护理目标中都出现。例如：

（1）两周后　　患者　　借助双拐　　行走　　100 米。
　　时间状语　　主语　　条件状语　　谓语　　行为标准

（2）患者　　2 个月内　　做到　　生活自理。
　　主语　　时间状语　　谓语　　行为标准

（二）目标的种类

根据实现目标所需时间的长短可将预期目标分为短期目标和长期目标两大类。

1. 短期目标 在短期内能达到的目标，一般少于 7 天，如"2 天内患者可下床行走 30 米"。

2. 长期目标 需要较长时间（数周或者数月）才能达到的目标，如"患者化疗期间不发生感染"。长期目标中的预期结果往往需要通过一系列短期目标才能实现。如长期目标"出院前患者学会皮下注射胰岛素"，包含一系列短期目标：第一天，患者能说出自我注射胰岛素的重要性；第二天，患者能够指出注射器无菌与非无菌区；第三天，患者在护士指导下，学会用注射器抽吸药液；第四天，患者能说出常用注射部位；第五天，患者学会皮下注射法，并在代用品上练习；7 天后患者在护士指导下，能正确地注射胰岛素。一系列的短期目标可以使护士分清各阶段的工作任务，患者也会因短期目标的逐步实现而增加信心。

（三）制订护理目标的注意事项

（1）目标的主语必须是护理对象或护理对象的一部分，而不是护士；护理目标是护士期望护理对象接受护理后发生的改变，而不是护理行动本身。如"护士在出院前教会患者皮下注射胰岛素"的主语是护士，所以不属于护理目标。

（2）一个护理目标只能针对一个护理诊断，一个护理诊断可以有多个护理目标，所以一个护理目标中只能出现一个行为动词，否则若只完成了一个行为动词的行为标准就无法判断该目标是否实现。

（3）目标必须是可测量、可评价的，避免使用含糊、不明确的词句，如增强、了解、尚可、好

NOTE

等。因为不同的护士对这些词语的理解可能不同,不方便评价。

（4）目标必须具有现实性和可行性。在制订护理目标时,应充分考虑护理对象的身体状况、心理承受程度、经济水平及既往经历等,使所制订的目标切实可行。如车祸后的患者"两周内能自行走路"是不现实的。

（5）护理目标应是护理范畴内的,是通过护理措施可以达到的。

三、制订护理措施

护理措施是护士帮助护理对象达到护理目标所采取的具体方法。护理措施的制订是根据护理对象的护理诊断,结合评估所获得的具体情况,运用专业知识和自身的临床经验做出决策的过程。

（一）护理措施的类型

1. 依赖型护理措施 护士遵医嘱执行的措施,如"遵医嘱给药"等。

2. 合作型护理措施 护士与其他健康保健人员合作共同完成的护理活动。如护理对象出现"营养失调:高于机体需要量"的问题时,护士为帮助护理对象恢复理想的体重而咨询营养师或运动医学专家,并将他们的意见纳入护理计划中。

3. 独立型护理措施 护士不依赖医嘱,根据评估所收集的资料,独立思考和判断后提出和采取的措施。独立型护理措施包括:①协助患者完成日常生活活动,如协助进食、洗漱、如厕等。②治疗性的护理措施,如氧气吸入、吸痰、饮食护理、引流管的护理等。即使是进行依赖型护理措施时,护士也应发挥独立思考功能,例如,遵医嘱静脉输入硝酸甘油时,护士除了遵医嘱进行输液,还需要观察患者用药后的效果、不良反应,另外还要定期监测血压,指导患者及其家属不要擅自调节滴速等。③危险问题的预防,如防止患者坠床,预防感染的措施等。④观察患者病情变化和心理、社会反应,并为其提供心理支持。⑤为患者及其家属提供健康教育和咨询。⑥制订出院计划。

（二）制订护理措施的注意事项

（1）护理措施应与医疗措施保持一致,如意见不合时应与其他医护人员一起协商,否则会让患者产生不信任感。

（2）护理措施应有针对性。制订护理措施是为了解决护理对象的健康问题,达到护理目标,所以应针对护理目标制订护理措施,同时应根据护理诊断的相关因素进行选择。

（3）护理措施应切实可行,因人而异。制订护理措施时应考虑:①患者的具体情况;②护士的情况,是否有足够的人员,人员的知识和技术水平能否胜任;③医院病房现有的条件、设施、设备等。

（4）护理措施应具体明确。护理措施要明确时间、做什么、如何做、谁来做,以便于其他护士以及护理对象清楚如何实施该护理措施。

（5）护理措施应保证护理对象的安全。护理措施应有科学依据,禁止将没有科学依据的措施用于护理对象。

（6）应鼓励护理对象参与护理措施的制订。护理对象参与护理措施的制订过程,可促进他们理解护理措施的内容和意义,积极地接受、配合治疗护理工作,获得护理措施的最佳效果。

四、书写护理计划

护理计划是将护理诊断、护理目标、护理措施等各种信息按一定格式记录下来,构成护理文件。护理计划在护理对象入院时就开始书写,并且随着护理对象病情变化不断修订,是对护理对象做出诊断和处理的记录,也是医护人员之间信息交流的资料。护理计划的书写格式,不同医院有不同的条件和要求,不管采取何种形式,只要能够反映护理对象的情况并且方便就可以采用。

第四节 护理实施

护理实施(nursing implementation)是护理程序的第四步,是将护理计划付诸行动,是执行和实现护理计划的过程。在实施的过程中,护士需要具备丰富的专业知识、熟练的操作技能和良好的沟通交流能力。一般来说,实施发生在护理计划完成之后,包括实施前的准备、实施和实施后记录三个步骤。

一、实施前的准备

护士在执行护理计划之前,为了保证护理对象及时得到全面的护理,应思考以下几个问题,即解决问题的 4 个"W"1 个"H"。

1. 做什么(What) 评估护理对象目前情况,回顾已经制订好的护理计划,保证计划内容与护理对象目前情况相符合,确保各措施是合适的、科学的和安全的。然后,将准备给护理对象实施的措施进行组织,提高护理工作效率。例如,护士拟按照计划对一位糖尿病患者进行如何测定尿糖的指导,当她与患者交谈时发现患者因为家庭成员没有来探视而心情沮丧,护士应该改变指导计划,因为此时患者不可能接受有关测定尿糖知识的指导,而需要心理指导。

2. 谁去做(Who) 将措施进行分工,确定护理措施是由护士做还是辅助护士做;是由一名护士单独完成,还是多名护士相互配合完成。

3. 怎样做(How) 要考虑实施时将使用什么技术或工具设备,对需要进行的护理操作过程或仪器设备使用的方法是否掌握得非常熟练;另外,还需要考虑实施过程中可能会遇到的问题,应如何应对,所有这些都需要护士在实施前补充知识,应及时查阅资料、请教专家或请求协助。

4. 何时做(When) 护士应根据护理对象的具体情况选择执行护理措施的时机。如健康教育应选择在护理对象身体状况良好、情绪稳定的情况下进行,否则就无法取得预期效果。

5. 在何地(Where) 确定实施护理措施的场所,特别是涉及护理对象隐私的操作,更应注意护理环境的选择。

二、实施

实施是护士运用操作技能、沟通技巧、观察能力和应变能力执行护理措施的过程。护理的对象是人,实施中必须注意既要执行规范的护理操作,又要照顾每个护理对象的生理、心理的个性化护理要求。因此,在实施的过程中不仅能使护理诊断得以解决,也提高了护士的能力,增加了工作经验,并有利于建立良好的护患关系。安排工作方案时需要考虑到所有护理对象的健康问题优先次序、护理计划、个人需要及本病区的常规工作和时间安排。

在实施过程中,护士需要观察护理对象的身心状态及执行后的反应,根据变化灵活处理,而不是机械地完成任务。既要按护理操作常规实施每一项措施,又要注意根据每位护理对象的情况实施个性化护理,使护理措施能确实满足其健康需要。

实施过程中的注意事项:①在护理措施的实施过程中,护士应具有"人是一个整体"的观点,护理的核心是人,因此,在实施过程中应充分考虑护理对象各方面的情况,以满足护理对象的需求;②护士在执行护理措施时,动作必须轻柔,防止因动作粗暴而伤害护理对象;③护士在实施过程中应随时收集护理对象的资料,对病情及时做出判断,合理组织护理活动并对护理计

NOTE

划进行调整,而不是机械地执行;④实施时护士应鼓励护理对象积极主动地参与护理活动,从而提高护理的效率;⑤在实施中注意与护理对象的交流,并适时对护理对象进行健康教育和心理安慰;⑥护士在执行医嘱时,如果护理对象提出疑问,护士应核实清楚后再执行。

三、实施后记录

护理记录是护理实施阶段的重要内容,是交流护理活动的重要形式。护理记录要求及时、准确、真实、重点突出,要求记录护理对象接受护理照顾期间的全部经过,这有利于其他医护人员了解护理对象的情况,也可以作为护理质量评价的内容,同时还是护士辛勤工作的证明。

1.护理记录的内容 主要包括实施护理措施后,护理对象及其家属的反应及护士观察到的效果,护理对象出现的新的健康问题与病情变化,所采取的临时性治疗、护理措施,护理对象的身心需要及其满足情况,各种症状、体征、器官功能的评价,护理对象的心理状态等。

2.护理记录的格式 目前没有统一规定,常用 PIO 的方式记录护理活动。PIO 的含义:P(problem)代表问题,I(intervention)代表措施,O(outcome)代表结果(表 7-2)。

表 7-2　PIO 格式记录法

日期	时间	护理记录(PIO)	护士签名
2020-9-18	11:00	P　体温过高:39.8 ℃,与肺部感染有关	李梅
	11:00	I　1.测体温 q1 h	李梅
		2.酒精擦拭	
		3.嘱患者卧床休息	
		4.嘱患者多饮水,进流质饮食	
		5.为患者翻身、擦汗、更换衣服	
	13:00	O　患者体温 38 ℃	张华

第五节　护理评价

护理评价(nursing evaluation)是将护理对象的健康状况与护理计划中的护理目标进行比较并做出判断的过程。通过护理评价可以了解护理计划是否达到护理目标,护理对象的需求是否得到满足。护理评价虽然是护理程序的最后一步,但其实际上贯穿于护理全过程中,并不意味着护理程序的结束。护士通过护理评价可以发现新问题、做出新诊断和计划,使护理程序循环往复地进行下去。所以,护理评价是一种有计划、有目的和持续进行的护理活动。

一、评价方式

1.护理查房 护理查房是评价护理程序实施效果的最基本、最主要、最经常的护理活动。通过护理查房,能及时评价护理程序的实施效果,促进护理工作的改进,从而提高护理质量。

2.护士自我评价 在实施护理措施的同时,检查和评估护理对象的反应和健康状况的变化,通常由执行护士按照评价标准进行自我评价,包括各种记录、同行反应及家属的意见,可以帮助护士了解工作的不足之处,以便不断改进。

3.总结性评价 在护理对象转科、出院或死亡后进行的总体性评价。

二、评价内容

1.护理过程的评价 评价护士进行护理活动的行为过程是否符合护理程序的要求,对护

NOTE

理评估、护理诊断、护理计划、护理实施等各个护理环节均进行评价。在实施护理程序中的每一步骤时,护士一直是在进行及时评价和再评估的过程。通过护理评价能及时发现护理中存在的问题,及时修订计划,以便真正实现为护理对象解决健康问题的目标。

2.护理效果的评价 寻找出实施护理措施后护理对象健康问题得到改善的证据,是护理评价中最重要的组成部分,评价的重点是实施护理措施后,护理对象的行为和身心健康情况是否达到护理目标。

三、评价步骤

（一）收集资料

收集实施护理措施后护理对象的反应、目前的健康状态的资料。

（二）判断效果

将护理对象目前的健康状态与护理目标相比较,判断目标实现的程度。目标实现的程度有三种:①目标完全实现;②目标部分实现;③目标未实现。

例如,护理目标"患者2周后能行走100米",2周后的评价结果为:

患者能走100米——目标完全实现;

患者能走50米——目标部分实现;

患者拒绝下床行走——目标未实现。

（三）分析原因

如果目标部分实现或未实现,应该寻找相关的原因。护士可从以下几点分析。

（1）护理评估是护理程序的第一步,所收集到的资料是否准确、全面会直接影响到后续步骤的进行。

（2）护理诊断是否正确,如果提出的护理诊断是不正确的,护理措施自然就不可能解决护理对象目前的问题。导致护理诊断不正确的原因常包括:①资料收集有误;②护士没有严格按照诊断依据判断护理对象存在的问题;③寻找的相关因素不正确;④潜在的护理诊断和潜在并发症混淆。

（3）护理目标是否可测量、可观察,是否具体、切实可行。

（4）护理措施的设计是否恰当,有无超出护理的工作范围;执行是否有效。

（5）护理对象在具体实施时,是否配合护理计划的执行。如果对计划中任何一部分拒绝,实施中不配合,都会影响目标的实现。

（四）重审计划

应该根据护理对象的具体情况,随时对护理计划进行修订。护理计划的调整包括以下几种方式。

1.停止 对于已实现的护理目标、已解决的护理问题,应停止原有的护理措施。

2.继续 护理问题尚未彻底解决,经过护理评价确定护理目标和护理计划没有问题,继续执行原计划。

3.删除 经过护理评价或实践证明不存在或判断错误的护理诊断,应予以删除。

4.修订 对于目标部分实现和未实现的护理诊断,应重新收集资料,分析原因,找出护理计划中不恰当的或错误的内容,并及时修改。

5.增加 在护理评价过程中发现护理对象出现新的护理问题,应及时将其加入护理计划中。

NOTE

护考考点提示

1.资料的类型。
2.资料收集的主要来源。
3.收集资料的方法(观察法和交谈法)。
4.资料的记录。
5.护理诊断:必要依据、陈述方式。
6.首优问题(如何判断)。
7.护理措施的类型。

第七章
目标测试

讨论与思考

患者李某,男,25岁,30分钟前因交通事故左上腹被撞击,随后出现剧烈腹痛,急诊入院。
体格检查:T 37.6 ℃,P 128 次/分,R 24 次/分,BP 90/55 mmHg,患者神志清楚,痛苦面容,腹肌紧张,呈板状腹,压痛、反跳痛明显。
1.该患者当前主要的护理问题有哪些?
2.如何为该患者制订切实可行的护理计划?

小结

护理程序是一种有计划、系统而科学地提供个性化护理服务的工作方法。护理程序分为五个步骤,即护理评估、护理诊断、护理计划、护理实施和护理评价。收集资料的方法有交谈、观察、护理体检和查阅文献等,资料分为主观资料和客观资料,资料最主要的来源是护理对象。护理诊断是关于个人、家庭、社区对现存的或潜在的健康问题及生命过程反应的一种临床判断。其陈述方式有三种:PES公式、PE公式、P公式。护理诊断由名称、定义、诊断依据和相关因素四个部分组成,它与医疗诊断不同,应明确两者的区别,以确定护理工作的范畴。护理程序以实施解决健康问题的个体化护理为目的,以为护理专业提供科学化的发展方向为总体框架,使其成为护理学中基本理论以及实践方法的重要组成部分,成为提高护理质量,实施整体护理的根本保证。

(李燕飞　邓铭清)

第八章 健康教育

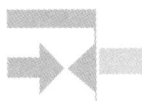

学习目标

1. 了解影响健康的因素。
2. 熟悉护士在健康保健中的作用；健康教育的概念、原则及内容。
3. 掌握健康及健康促进的概念；健康教育的程序与方法。

案例导入

王阿姨，64岁，退休人员，高中文化程度，近日总觉得头晕、口渴、多尿、多食，今日由丈夫陪同入院诊察，诊断为中度高血压合并2型糖尿病。护士小李热情接待并询问王阿姨："王阿姨，您平时喜欢吃什么食物呢？"王阿姨回答："我平时很爱吃汤圆和蛋糕，最爱吃我老伴炒的回锅肉了。再说我的血压一直都比较高，我想着也没什么大毛病。"其丈夫说："我平时总让她少吃点，她总是不听我的，她总跟我说她没什么大病，我都不知道该怎么办了。"

1. 什么是健康、疾病和健康促进？
2. 上述情景中影响王阿姨健康的因素有哪些？
3. 对于王阿姨的身体状况，作为护士，小李应该提供哪些健康宣教？

分析提示：

王阿姨目前情况有高血压及糖尿病，针对王阿姨日常饮食，护士应该建议少油、少糖、少盐饮食控制病情，王阿姨及其丈夫对疾病均有知识缺乏的情况，应该建议王阿姨定时复查，在社区医院学习一些日常自我监测手段，以免病情进一步出现变化。

健康是人类宝贵的财富，实现人人享有卫生保健的权利是全人类的共同理想和目标。健康教育是保证这一全球性目标的基本措施及途径。WHO在《阿拉木图宣言》中指出：达到尽可能高的健康水平是世界范围内的一项最重要的社会性目标，而其实现则要求卫生部门及社会各部门协调行动。为响应WHO的要求，各国政府均根据本国国情制定了相应的健康教育与健康促进政策。《中华人民共和国宪法》明确规定，维护全体公民的健康和提高各族人民的健康水平，是社会主义建设的重要任务之一。

健康教育是通过信息传播及行为干预，帮助个人和群体掌握卫生保健知识，树立健康观念，自愿采纳有利于健康的行为和生活方式的系统教育活动。护士的重要职责之一是通过健康教育唤起人们的健康意识，使他们改变不良的生活习惯，建立有利于健康的行为。学习有关健康教育知识可以使护士掌握最佳的健康教育方法与途径，更好地为促进人们的健康水平服务。

NOTE

第一节　概　　述

　　健康教育学是研究健康教育和健康促进的理论、方法与实践的科学。近年来,随着人们对健康教育发展基本要素认识的日益深刻,健康教育的理论与实践都有了极大的进步。明确健康教育的概念,理解健康教育的目的、任务和意义,可提高护士对健康教育重要性的认识,增强护士的健康教育能力,以更好地发挥其在健康教育中的作用。

一、健康教育的概念

　　健康教育(health education)的基本含义包含通过某种教育方式改变人们的生活习惯。如健康教育是一切影响个人、社会、种族的健康习惯、态度及知识的经验总和,健康教育是一种连接健康知识和行为的教育过程,健康教育是通过教育的途径,帮助人们利用生活各方面的经验综合成有系统的程序,以增进个人及社会有关的健康知识、态度与行为等。

　　健康教育作为一种理论应用于人类的健康事业已有 100 多年的历史,国外开设健康教育专业也有 60 多年了,但是直到目前,对于"健康教育"仍无一致的标准定义,原因在于健康与疾病概念的演变,以及人们对保健服务需求的不断变化;世界各地生产力水平、社会经济文化、人口素质、卫生保健等发展的不平衡;世界各地人们对保健需求的不同,以及各地健康教育工作者的数量、业务水平、知识水平等不一致。

　　我国学者对健康教育的定义为:健康教育是通过信息传播和行为干预,帮助个人和群体掌握卫生保健知识,树立健康观念,自愿采取有利于健康的行为和生活方式的教育活动与过程。其目的是消除和减轻危害健康的因素,预防疾病,增进健康,提高生活质量。

　　综上所述,健康教育是借助多学科的理论和方法,通过信息传播和行为干预,帮助个人和群体进行卫生保健,采取有利于健康的行为和生活方式的教育活动与过程。健康教育的中心是行为问题,核心是促使个人和群体改变不健康的生活方式,本质是教育个人、家庭和社区对自己的健康负责。

二、健康教育的目的和任务

　　1. 健康教育的目的　健康教育的目的是促进人们养成良好的生活行为和方式,降低影响健康的不良因素,预防疾病和残疾的发生,从而增进健康,提高生活质量。健康教育在提高居民健康素养、倡导健康的生活方式、预防和控制传染病及慢性病等方面起着重要的作用。开展健康教育活动对个体、家庭及社会具有重要意义,主要体现在以下方面。

　　(1)提高人群自我保健意识和能力的需要。通过健康教育可以使人们了解和掌握自我保健知识,促使人们改变不良的行为方式及生活习惯,建立良好的生活方式,培养人们的健康责任感,提高人们的自我保健能力。

　　(2)实现初级卫生保健的需要。初级卫生保健是实现人人享有卫生保健这个全球卫生战略目标的基本途径和基本策略,而健康教育是初级卫生保健的八大基本要素之首。为了维护和增进全民健康,实现"人人参与,人人尽力,人人享有"健康、推进健康中国建设、提高人民健康水平的目标。2016 年我国中共中央、国务院提出《"健康中国 2030"规划纲要》,其中普及健康生活、加强健康教育是促进健康中国 2030 规划实现的关键策略。

　　(3)降低医疗费用和提高效益的需要。许多国家的研究表明,开展健康教育能很大程度地减少医疗费用。开展健康教育不需要购置昂贵的医疗仪器,不需要对健康教育对象进行一系列的检查和实施一系列的药物和介入性治疗手段,它是通过一系列有计划、有组织、有系统的社会活动和教育活动使健康教育对象放弃不良的行为和生活方式,追求健康目标。通过健康教育,可以降低发病率、延缓疾病的发展或使疾病扭转,减少住院天数,降低慢性病患者的重复住院率。因此,可以降低诊断和治疗的费用。可见,健康教育不仅是保护和增进人们健康的重要举措,而且对社会进步和经济的持续发展具有重要意义。

2.健康教育的任务

(1)从政策上支持健康需求和健康教育活动,并且制定各项促进健康的政策。

(2)建立或促进个人和社会对预防疾病、促进健康、提高生活质量的责任感。《阿拉木图宣言》指出:群众有权利也有义务参与个人或集体的卫生保健计划的制定和实施过程。健康教育工作者应努力促使群众与专业人员共同努力,积极参与某些保健计划活动。通过提供信息、提高个人技能,帮助人们改变不良生活方式和行为习惯,排除各种影响健康的危险因素,使人们在面临个人或群体健康相关问题时,能正确、有效地做出抉择。

(3)创造有益于健康的外部环境。人类的健康与自然和社会环境息息相关,因此,健康教育必须以广泛的联盟和支持系统为基础,与相关部门协作,共同努力创造良好的生活环境和工作环境。

(4)积极推动医疗部门观念和职能的转变,使医疗部门的作用向着提供健康服务的方向发展。

(5)大力开展健康教育,促进社会主义精神文明建设。教育和引导人民群众破除迷信,摒弃陋习,养成良好的卫生习惯,提倡文明、健康、科学的生活方式。培养健康的心理素质,提高全民族的健康素质和科学文化水平。

三、护士在健康教育中的作用

国际护士会和我国《护士执业注册管理办法》中明确规定,健康教育是护士应尽的义务。护士是健康教育的主力军,在健康教育中的作用主要包括以下几个方面。

1.帮助服务对象认识影响健康的因素 护士应帮助人们认识危害个体健康的环境因素及不良的行为和生活方式,根据个体、家庭和人群的具体情况,有针对性地教育人们保护环境,鼓励人们保持健康的生活方式和行为,提高人群的健康素养。

2.为服务对象提供有关健康的信息 护士应根据人们的不同特点和需要,为其提供有关预防疾病、促进健康的信息,唤起人们对自身及社会的健康责任感,使其投入到健康教育和健康促进活动中,提高群体的健康水平。

3.指导服务对象采纳健康的行为 护士为服务对象提供有关卫生保健的知识和技能,帮助他们解决自身的健康问题,从而提高人们的自我保健能力。如教会老年人在家自我监测血压的方法,教育儿童如何预防近视和正确刷牙的方法等。

4.帮助服务对象确定存在的健康问题 护士通过对个人、家庭、社区的全面评估,帮助服务对象识别其现存和潜在的健康问题。通过健康教育,帮助服务对象解决问题,恢复和保持健康。

5.开展健康教育的研究 健康教育在我国还是一门年轻的学科,需要不断地完善和加强健康教育的研究。提高健康教育的效果也是护士义不容辞的责任,护士需要针对不同人群、不同地域等对健康教育的内容、方法与手段加强研究。如患有不同疾病的人群健康教育,城市、农村、学校等不同社区的健康教育,不同职业人群的健康教育,不同人生阶段(婴幼儿、青少年、青年、中年及老年人)的健康教育。

四、健康行为的形成及其影响因素

1.健康行为的形成 健康行为是指人们为了增强体质和维持身心健康而进行的各种活动。如充足的睡眠、适当的运动、均衡的营养等。健康行为不仅能帮助人们不断增强体质,预

NOTE

防各种行为心理因素引起的疾病,维持良好的身心健康,还能帮助人们养成良好的健康习惯。健康行为是保证身心健康、预防疾病的关键所在。

(1)基本健康行为:日常生活中一系列有益于健康的基本行为,如合理营养、平衡膳食、适量休息睡眠、积极锻炼、饭前便后洗手等。

(2)保健行为:正确合理地利用现有卫生保健服务,维护自身健康的行为,如定期体检、预防接种、患病后及时就诊、遵从医嘱、配合治疗等。

(3)避免有害环境:有害环境是广义的,包括人们生活和工作的自然环境以及心理社会环境中对健康有害的各种因素。以积极的方式避开这些环境中的危害也属于健康行为。避免有害环境的行为包括调适、主动回避、积极应对等,如离开污染的环境、采取措施减轻环境污染、积极应对那些引起人们心理应激的紧张生活事件等。

(4)戒除不良嗜好行为:以积极主动的方式戒除日常生活中对健康有危害的不良嗜好,如戒烟、不酗酒、不滥用药物等。

(5)预警行为:通常指对可能发生的危害健康的事件先给予警示,从而预防事故发生并能在事故发生后正确处理的行为,如乘飞机或汽车时系安全带,溺水、车祸、火灾等的预防以及意外发生后的自救和他救行为。

(6)求医行为:人们觉察到自己有某种疾病时寻求科学可靠的医疗帮助行为,如主动求医,提供病史和症状,积极配合医疗护理,保持乐观向上的情绪等。

(7)遵医行为:发生在已知自己确有疾病后,积极遵从医嘱、配合医生、服从治疗的一系列行为。

(8)患者角色行为:患者角色行为有多层含义,如患病后及时解除原有角色职责,转向接受医疗和社会服务;在身体条件允许的情况下发挥余热;伤病致残后,身残志坚,积极康复,以正确的人生价值观和归属感对待病残和死亡。

2.健康行为的影响因素

(1)不良生活方式和习惯:如高脂、高盐饮食,缺乏运动,吸烟、酗酒等。

(2)不良疾病行为:如疑病、瞒病、讳疾忌医、不及时就诊、不遵从医嘱、迷信、自暴自弃等。

(3)致病行为模式:导致特异性疾病发生的行为模式,如 A 型行为模式是易患心脏病者所共有的行为模式;C 型行为模式是癌症易感性行为模式。

(4)违反社会法律和道德的危害健康行为:如吸毒、性乱等。

第二节　健康教育的相关理论与模式

健康相关行为改变理论和模式是健康教育活动的指南,可帮助理解、分析行为变化的过程,是评估健康需求、实施健康教育计划、评价健康教育结果的理论框架。各国学者提出了多种健康相关行为改变理论和模式,应用较多且比较成熟的理论模式有知信行模式、健康信念模式和健康促进模式、保健教育过程模式等。

一、知信行模式

(一)概述

知信行(knowledge,attitude,belief and practice,KAP)模式是有关行为改变比较成熟的理论模式。知,即知识和学习,主要指人们对卫生保健知识和卫生服务信息的知晓和理解,是行为改变的基础;信,即信念和态度,主要指对健康信息的相信,对健康价值的态度,是行为改变的动力;行,即行为,包括产生促进健康行为、消除危害健康行为等改变过程,是行为改变的目标。

该理论简单明了,便于理解应用。它可以指导健康教育工作者着眼于向服务对象传播健康知识和改变健康信念,以帮助其形成正确的健康知识,培养良好的健康信念,从而愿意主动采取积极的预防性措施,达到防治疾病的目的。此外,该模式还常用于根据研究对象和内容设计知信行问卷,以了解研究人群的相关知识、信念和行为现状,为制订相应干预措施提供基础;也可用于测量和评价健康教育的效果。

(二)知信行模式在健康教育中的应用

如关于高血压的教育,教育者通过各种途径和方法将高血压的严重性、服药指南和预防措施等知识传授给受教育者,受教育者接受知识后,加强了保护个人健康和他人健康的意识,形成了预防高血压疾病及减缓高血压疾病带来并发症的基本态度,在强烈的信念支配下,能够摒弃各种不良的行为。由此逐步建立起预防高血压及正确治疗高血压疾病的健康行为模式。

然而,人们从知识接收转化为行为改变是一个漫长而复杂的过程。通常要经历以下步骤:信息传播→觉察信息→引起兴趣→感到需要→认真思考→相信信息→产生动机→尝试行为态度→坚持行为→行为确立。其中任何一个因素都有可能导致行为形成或转变受阻。行为的改变主要有两个关键的步骤:信念的确立和态度的改变。知识、信念与态度及行为之间存在着因果关系,但并不存在三者之间的必然联系。知识是行为转变的必要条件,但不是充分条件。在健康教育的实践中,常可遇到"明知故犯、知而不行"的现象。因此,在向个体或群体传授保健知识时,要全面掌握知、信、行转变的复杂过程,及时、有效地消除或减弱各种不利因素的影响,促进有利环境的形成,进而达到行为改变的目标。

二、健康信念模式

(一)概述

健康信念模式(health belief model,HBM)是解释或预测个人信念如何影响行为改变的常用模式,尤其适用于分析依从性行为的影响因素和健康教育的实施。该模式由美国社会心理学家欧文·罗森斯托克(Irwin M. Rosenstock)及戈弗雷·霍克巴姆(Geoffrey M. Hochbaum)等学者于19世纪50年代在研究了人类的健康行为与其健康信念之间的关系后提出,1988年罗森斯托克等人将自我效能概念并入该模式而完成修订。此模式建立在信念可以改变行为的逻辑推理基础上,遵循认知理论原则,强调期望、信念对行为的主导作用,认为主观心理过程是人们确定是否采纳有利于健康行为的基础。健康信念模式是一个结构模型,主要由对疾病威胁的认知、自我效能、提示因素、影响及制约因素四个部分组成。

1.对疾病威胁的认知 指人们如何看待健康与疾病,如何认识疾病的严重程度及易感性,如何认识采取预防措施后的效果及采取措施所遇到的障碍等,即对健康的信念。人们的健康信念常会受对疾病易感性的认知、对疾病严重程度的认知、对采取健康行为获益程度的认知、对采取健康行为障碍的认知四种认知程度的影响。

2.自我效能 指一个人在特定情境中从事某种行为并取得预期结果的能力,是个体对自我有关能力的感觉。自我效能高即自信心强,采纳建议、采取健康行为的可能性就大。

3.提示因素 个体从媒体的宣传、医护人员的教育中得到行动的"提示"。如一位40岁的女性在听了护士关于乳房自检与乳腺癌的健康教育(暗示)后就会考虑自己患乳腺癌的可能性,这是形成健康信念的起始。

4.影响及制约因素 包括人口学及社会心理学因素,如年龄、性别、种族或民族、人格、社会压力、文化程度、职业等。一般来说教育程度及社会地位高者、老年人、曾经患过该病的人会

NOTE

较愿意采取预防性行为。

(二)健康信念模式在健康教育中的应用

健康信念模式在健康教育中应用广泛,它不仅用于解释各种健康行为的变化和维持,也成为行为干预、促使行为形成的重要理论框架。健康信念模式可以指导护士从影响人们的健康信念入手,利用电视和报纸、杂志等媒体宣传预防疾病的知识及方法,以帮助共同形成正确的健康认知,使其愿意主动采取积极的预防性措施,从而达到防治疾病的目的。然而,健康信念模式存在一定局限性,因其建立在认知理论基础上,故分析健康行为的影响因素时,常更多考虑认知因素而较少考虑与行为相关的情感、环境及社会因素等。

三、健康促进模式

(一)概述

健康促进模式(health promotion model,HPM)为健康促进行为的影响因素提供了理论框架。健康促进模式由美国护理专家诺拉·潘德(Nola J. Pender)于1982年首次提出,1996年进行修订,又称为Pender健康促进模式。WHO前总干事布伦特兰在2000年的第五届全球健康促进大会上则做了更为清晰的解释:健康促进就是要使人们尽一切可能让他们的精神和身体保持在最优状态,宗旨是使人们知道如何保持健康,在健康的生活方式下生活,并有能力做出健康的选择。健康促进包括一切能促使行为和生活条件向有益于健康改变的教育与生态学支持的活动。健康促进是新的公共卫生方法的精髓,健康促进是健康教育发展的结果,是"人人享有卫生保健"全球战略的关键要素。健康促进的内涵体现在以下几个方面。

(1)健康促进涉及人们的健康和生活的各个方面,并非单纯的疾病预防。

(2)健康促进直接作用于社会行为、卫生服务、生态环境等多种影响健康的因素。

(3)健康促进是运用传播、教育、立法、组织行为、财政,以及人们维护自己健康的自发行为等多种手段来促进人们的健康。

(4)健康促进强调健康、环境、发展三者的整合。

(二)健康促进模式在健康教育中的应用

健康促进模式较全面地阐述了影响健康促进行为的因素,同时突出了评估相关因素在健康教育中的重要性,是护理健康教育常用的理论基础之一。此模式中的健康促进行为影响因素可用来解释生活方式或探究特定的健康促进行为,评估服务对象对健康行为的认识及从事健康促进行为的意愿,识别阻碍及促进其采取健康行为的因素,从而为制定健康教育方案提供实证支持。目前,健康促进作为促进人类健康的重要策略得到世界各国的积极响应和广泛应用,世界各国在健康促进理论框架指导下,开展了丰富多彩的健康促进实践活动。例如,我国自1986年以来,相继开展了大量的健康促进工作,如亿万农民健康促进行动、健康城市、健康促进医院、健康村等。

四、保健教育过程模式

(一)概述

美国学者劳伦斯·格林(Lawrence W. Green)在1980年首先提出保健教育过程模式(health education process model)。保健教育过程模式的特点是从结果入手,用演绎的方式进行思考,从最终的结果追溯到最初的起因。该模式不仅解释个体的行为改变原因,还把与健康相关的环境纳入视野,由个人健康扩大到社区群体健康,并且强调健康教育中学习者的参与,将学习者的健康与社会环境紧密结合。

保健教育过程模式主要由 3 个阶段、9 个基本步骤组成,涉及诸多学科。

1.评估阶段 评估阶段是指应用倾向、促成及强化等因素对教育、环境进行诊断和评估,具体包括社会学评估、流行病学评估、行为及环境评估、行政管理及政策评估、教育及组织评估。

(1)社会学评估:评估人们的健康需求、健康问题及其影响因素,如经济水平、卫生保健服务、居民生活状况、个人卫生行为、遗传因素等。

(2)流行病学评估:通过对流行病学资料,如发病率、死亡率、致残率等进行调查、研究,确定人们特定的健康问题和目标。

(3)行为及环境评估:评估与健康问题相关的行为及环境因素。如生活方式、应对方式、预防行为,以及物理、社会、服务等环境因素。环境因素指那些对于个体来说,来自外部的、超出个人控制能力,但是却能够影响或促进某些行为,并对人们的健康产生影响的社会和自然因素。

(4)行政管理及政策评估:分析和判断实施健康教育或保健计划过程中行政管理方面的人员能力,政策方面的优势与缺陷,实施计划的范围、组织形式和方法等。

(5)教育及组织评估:对影响行为与环境的倾向因素、促成因素及强化因素的评估。倾向因素指有助于或阻碍个体或群体动机改变的因素,包括知识、信念、态度、价值观及对健康行为或生活方式的看法。促成因素指支持或阻碍个体或群体行为改变的相关因素,包括技能、资源和阻碍因素。强化因素指对于个体或群体健康行为改变后,各方面正面和负面的反馈,如同伴影响、社会支持、朋友与父母等的鼓励和反对等。倾向因素、促成因素及强化因素往往共同作用,影响人们的健康相关行为,其中倾向因素是内在动力,而促成因素和强化因素是外在条件,综合研究和认识三方面因素才能正确地制定教育策略,并确定切实、可行、有效的干预重点。

2.执行阶段 执行阶段是指应用政策、法规和组织的手段对教育和环境进行干预。实施工作包括五个环节:制订实施时间表、控制实施质量、建立实施的组织机构、配备和培训实施工作人员、配备和购置所需的设备物品。在实施中应该进行过程评价,即对项目计划的各个环节进行评价。

3.评价阶段 包括过程评价和效果评价。

(1)过程评价:对实施项目计划过程中各个环节进行评价,包括对计划项目的目的、实施方法、影响因素等的评价。

(2)效果评价:分为近期效果评价、中期效果评价和远期效果评价。近期效果评价主要包括认知(知识、态度、信念)、促成因素(资源、技术等)的评价,行为是否发生改变及改变的程度,是否制定改善环境的法规与政策。中期效果评价主要包括是否达到行为目标,环境状况是否得到改善。远期效果评价主要包括是否达到相应的指标,如发病率、死亡率的变化,以及评估成本-效益和成本-效果,为领导决策提供参考。

(二)保健教育过程模式在健康教育中的应用

保健教育过程模式是国内外应用较为广泛的,指导健康教育制定、实施及评估的模式。该模式主要用于指导卫生保健人员鉴别影响人们健康决策和行为的因素,制订适宜的健康教育和健康促进规划、计划和行为干预措施。如在制订计划前需要调查研究,分析需求信息,找到需要优先解决的问题,并针对这些问题找寻相关因素,再制订相应的实施干预计划。在运用该模式开展健康教育的同时,需要重视机构建设和政策改革,动员多部门的参与,建立一个完善的政策环境;重视提高项目管理水平和实施人员的技术水平,提高实施健康教育活动的能力;重视以社区为基础的干预策略,建立系统的质量控制体系,以提高干预效果。

NOTE

第三节　健康教育的原则、程序及方法

一、健康教育的基本原则

(一)科学性

教育的内容必须有科学依据,并注意应用新的科学研究结果,及时摒弃陈旧过时的内容,引用的数据要可靠无误,举例应实事求是,不可随意夸大一些药品、食品以及锻炼方法的效果。缺乏科学性的教育内容和方法往往起到适得其反的效果。

(二)可行性

健康教育必须建立在符合当地的经济、社会、文化及风俗习惯的基础上,否则难以达到预期的目的。许多不良行为或生活方式受社会习俗、文化背景、经济条件、卫生服务等影响,如居住条件、饮食习惯、工作条件、市场供应、社会规范、环境状况等,因此,健康教育必须考虑到以上制约因素,以制订切实可行的健康教育方案,进而促进健康教育目标的实现。

(三)针对性

学习者的年龄、性别、健康状况、个性、嗜好、学习能力等有一定的差别,对卫生保健知识的需求也不尽相同,因此,在实施健康教育计划之前,应全面评估学习者的学习需要,了解学习者需要了解和掌握的知识,并在此基础上制订出有效可行的健康教育计划。在实施健康教育时,除了根据教育目标选定不同的教育策略外,还应根据不同人群的特点,采用不同的教育方法,设计与年龄、性别、爱好、文化背景相适宜的教育活动。

(四)启发性

健康教育不能靠强制手段,而应通过启发教育,鼓励与肯定行为的改变,让人们理解不健康行为的危害性,形成自觉的健康意识和习惯。为了提高健康教育效果,可采取多种启发教育方式,如用生动的案例,组织同类患者或人群交流经验与教训,其示范和启发作用往往比单纯的说教效果更好。

(五)规律性

健康教育要按照不同人群的认识、思维、记忆规律,由简到繁、由浅入深、从具体到抽象地进行。在安排教育活动时,注意每次学习活动应该建立在上一次学习的基础之上,一次的学习内容不宜安排过多,逐渐累积才能达到良好的教育效果。

(六)通俗性

健康教育应采用学习者易于接受的教育形式和通俗易懂的语言,避免过多地使用医学术语。如在讲解健康知识时,对于儿童可使用形象生动的比喻和儿化语言,对于文化层次较低的群体用一些当地的俗语,可以帮助其更好地理解。

(七)直观性

形象直观的健康教育可以将抽象的知识用灵活的手段展现。运用现代技术手段,如影像、幻灯、动画、照片甚至实物等可以生动地展示和表现教育内容,有利于提高人们的学习兴趣和对知识的理解。

(八)合作性

健康教育活动不仅需要学习者、教育者以及其他健康服务者的共同参与,也需要动员社会

和家庭等支持系统的参与,以帮助学习者采纳并养成健康的行为习惯。合作与支持系统运用得越好,健康教育的目标越容易实现。

(九)行政性

健康行为并非完全是个人的责任,还需政府部门的领导与政策支持,以推动全民健康促进活动。对于医疗卫生部门而言,其职能不仅包括提供临床与治疗服务,还涵盖开展健康教育和健康促进活动,因此,健康教育应该被包含在整个医疗卫生计划内,并应由专人负责管理和专项经费支持,以有效地推动健康教育的开展。

二、健康教育的程序

健康教育是一项复杂的、系统的教育活动,必须遵循科学的程序,采用合理的方法,才能达到教育的目的,促使个体和群体改变不健康的行为和生活方式。以科学的思维方法和工作方法为学习者解决健康问题,实施健康教育是一个连续不断的过程,包括评估学习需要、制订教育目标、制订教育计划、实施教育计划和评价教育效果五个步骤。

(一)评估学习需要

评估学习者的学习需要和影响学习的因素,为制订有针对性的教育计划提供依据。健康教育是教育者与学习者双方的互动过程。评估是为了了解学习者的学习需求、学习准备状态、学习能力及学习资源,是制订教育目标和计划的先决条件。同时,也是教育者准备的阶段。

1. 评估学习者的需要及能力 在健康教育前,首先需要了解学习者对其健康问题的认识、态度及其所拥有的基本知识和技能。如学习者是否了解其主要的健康问题,有无不良的行为与生活方式或不健康的观念等危险因素。同时了解学习者的基本情况,如年龄、性别、受教育程度、学习能力、对健康知识和健康技能的掌握及需求情况,对健康教育的兴趣及态度等,以根据不同的学习需要及特点来安排健康教育活动。学习能力包括学习者文化水平、阅读能力、理解能力和动手能力。学习能力决定健康教育的方法。学习方式是指学习者比较偏爱的学习方法,有的人偏爱自学,有的人喜欢听讲解,有的人希望学完后有实践和动手的机会等。在进行健康教育时要在注意讲解的同时提供与学习者的文化程度和阅读能力适合或匹配的书面材料。

2. 评估学习资源 评估实现健康教育目标所需的时间、参与人员、教学环境、教育资料及设备(如小册子、幻灯机、投影机)等。

3. 评估准备情况 教育者在为服务对象提供健康教育前,应对自身的健康教育准备情况进行评估,如计划是否周全、备课是否充分、服务对象是否了解及教具是否齐全等,以指导自身做好充分的准备。

(二)制订教育目标

健康教育的总体目标是帮助人们了解健康知识,充分发挥自己的健康潜能。健康教育目标陈述的形式同其他护理诊断的目标陈述方式一样,即主语+谓语+行为标准+条件状语。在这里,主语应该是学习者(服务对象)或其家属、陪护者。对于一位近期发生心力衰竭的学习者会存在"知识缺乏"的问题,护士为学习者制订的教育目标之一可以是"1周内学习者至少能够列举6个心力衰竭的诱发因素"。

1. 健康教育目标的种类 根据布鲁姆的教育目标分类和健康教育的知信行模式,健康教育的目标分为知、信、行三级目标。

(1)知识目标:学习者对所需接受的健康知识要达到的目标。目标陈述形式如"学习者能复述……""学习者能解释……""学习者能比较……"等。

(2)态度目标:学习者通过健康知识的学习和理解产生的健康态度和改变的目标。如"学

NOTE

习者能配合……""学习者能接受……"等。

(3)技能目标:学习者通过护士的讲解、示范和指导而掌握某种技能及其熟练程度的目标。如"学习者能演示……""学习者能操作……""学习者能使用……"等。

例如,高血压患者健康教育的三级学习目标的陈述分别为:

患者能说出患原发性高血压的危险因素(知识目标)。

患者能配合降压药的服用(态度目标)。

患者或其家属能使用血压计正确测量血压(技能目标)。

2.制订目标的注意事项

(1)健康教育目标的制订应以学习者为中心,清楚表明教育的具体对象。制订目标要充分尊重学习者的意愿,并鼓励学习者参与目标的制订,发挥其主观能动性,通过共同讨论,达成共识,以期取得较好的教育效果。

(2)目标应由护士与学习者共同制订,以便调动学习者的积极性,使目标与学习者的学习需要、学习愿望相一致。同时制订的目标应与各阶段的治疗和护理要求相一致。

(3)目标应具体、明确、可测,目标的制订应表明具体需要改变的行为,以及要达到目标的程度及预期时间等,目标越具体、明确、可测量,越具有指导性和可及性。如制订戒烟的目标可以明确到每周减少2支烟。

(三)制订教育计划

制订教育计划是对健康教育的教学目标、教学内容、教学结构和教学方法做出规定,是对学习者实施系统化健康教育的依据。

1.确定教学内容,制订计划 应根据目标,列出实现计划所需的各种人力、物力等资源,考虑到可能遇到的问题和阻碍,找出相应的解决办法,确定计划完成的日期。通常健康教育的内容包括以下几个方面。

(1)疾病的防治知识:根据不同的学习者和不同的病种进行相应的指导,包括疾病的病因、危险因素、诱发因素、发病的机理、主要的临床表现、并发症、预后、预防措施、疾病的自我检查及急救措施等。

(2)合理用药:包括学习者所用药物的适应证、禁忌证、毒副作用、用药方法、用药时间和药品保管等。强调遵医嘱服药的重要性,避免滥用药物。

(3)特殊检查和治疗的教育:对于需进行特殊检查或治疗的学习者应做好相应的教育指导。主要内容包括检查治疗的适合范围、注意事项、并发症、配合要求等。如对肝穿刺学习者的术前、术中、术后教育;对外科手术学习者的术前、术后教育等。

(4)日常生活起居:包括患有不同疾病的学习者需要在饮食、睡眠、活动、清洁卫生等方面的调整,如高血压学习者进低盐低脂饮食,糖尿病学习者进低糖或无糖饮食,肝昏迷学习者进低蛋白饮食,心血管疾病学习者要根据心功能的情况循序渐进地进行活动,骨科疾病学习者进行手术后的康复活动等。

(5)心理健康:包括正确对待疾病、控制情绪的方法和建立良好的人际关系等,使学习者在疾病的治疗过程中保持乐观情绪,处于最佳的心理状态,积极配合治疗。

(6)健康行为的干预:指针对性地协助学习者学习和掌握必要的技能,改变不良的行为和习惯,采纳健康行为,如戒烟戒酒、康复训练、放松技巧、增强依从性等。

2.确定教育方式与方法 为了使教育的内容更容易被学习者所接受,产生良好的教育效果,达到学习者的教育目标,需要选择适当的教育方式和方法。由于学习者的教育需要有较强的针对性,因此最常用的方式是一对一的教育方式。这种教育方式适用于需要讨论比较敏感或隐私性的话题,常常针对门诊就诊学习者、住院学习者和居家学习者的具体健康问题。其优点是针对性强,可以根据每个学习者的具体学习需要、愿望、能力、时机和学习障碍安排健康教育的内容,效果较好。缺点是不够经济,消耗护士的大量时间。对于具有相同学习需要的学习者也可以采用集体教学的方式。集体教学又称小组教学,其优点是经济,缺点是针对性不强。

3. 教具和教学设备的选择

(1)实物工具:通过各种实物器具、标本、模型、图片等向学习者传授健康信息。如血糖测定仪、尿糖试纸、注射器、呼吸练习器等。这种方式形象、直观、生动,学习者容易理解和接受,可加深印象。

(2)多媒体工具:运用现代化的声音、图像设备,向学习者传授健康教育的知识,如采用电视机、电影机、幻灯机、投影仪、计算机多媒体等。这种方式形象逼真,发挥了视听并存的优势,使学习者容易接受。

(3)书面材料:通过一定的文字传播媒介来传递健康教育的内容,包括健康教育手册、宣传栏、医学科普读物、报纸杂志、仪器或药物的说明书等。采用这种方式要求学习者有一定的文化水平和阅读理解能力。

(四)实施教育计划

1. 实施原则 在实施教育计划前,应对实施健康教育的人员做相应的培训,使其详细了解目标、计划和具体的任务。在实施教育计划过程中,应有相应的健康教育监督评价机制,定期进行阶段性的小结和评价,并重视与各部门及组织之间的密切配合与沟通,根据需要对教育计划进行必要的调整,以保证教育计划的顺利进行。教育计划完成后,应及时进行总结。教育计划实施应遵循以下原则。

(1)优先原则:在制订教育计划时,应充分考虑学习者的意见,与他们共同协商制订。在学习者疾病的急性期、危重期要首先满足学习者的生理需要,维持生命。

(2)科学性原则:健康教育是一项科学、系统的工作,护士应以科学、严谨的工作态度严格要求自己,科学地将专业的保健知识准确地用学习者能接受和理解的方法传授给学习者,同时注意保持所述观点的前后一致性。

(3)实用性原则:健康教育的内容丰富,形式多样,而学习者最感兴趣的是与自己疾病密切相关的健康知识和技能,因此,在选择健康教育的内容时,要考虑学习者的实际需要,制订的教育目标要符合学习者的实际情况,使学习者容易接受。如对于糖尿病学习者的教育,重点应放在饮食的调整、降糖药的服用、胰岛素注射技术和预防并发症等方面,使糖尿病学习者能够进行自我护理。

(4)循序渐进原则:学习者在住院期间要经历疾病发展的不同阶段,需要接受的教育内容也非常多。护士应根据学习者身心发展的不同阶段,按照一定的逻辑顺序,由易到难、由浅入深、由简到繁、循序渐进地进行教育活动。

(5)整体性原则:在健康教育过程中,要将学习者作为一个生理、心理和社会的统一体来进行教育。在教育内容上要把疾病的防治知识、心理卫生的指导和行为的干预结合起来,在服务对象上要注意把对患者的教育和对患者家属的教育结合起来。教会患者及其家属一定的自我护理和家庭护理技巧,以促进健康,预防疾病,提高生活质量。

2. 实施教育计划的注意事项 护士在实施教育计划时,要注意以下几点。

(1)对待学习者的态度要热情,尊重学习者的反应和感受,保护学习者的隐私。

(2)为学习者创造良好、愉快的学习环境,因人施教,灵活地安排教育的时间,使用学习者能理解的语言,避免使用医学术语。

(3)征求学习者的意见,满足学习者的学习需要,利用学习者以往的学习经历进行有针对性的教学。

NOTE

（五）评价教育效果

评价是整个健康教育活动中不可或缺的一环，它应该贯穿于活动的全过程，评价的目的在于了解教育效果，根据评价结果及时修改和调整教育计划、改进教育方法，以取得最佳的教育效果，满足人们的健康需要，并为随后的教育活动计划及决策提供依据。

健康教育效果评价可以是阶段性的、过程性的或结果性的。评价的内容包括：是否达到教育目标，所提供的健康教育是否为人们所需要，教育目标及计划是否切实可行，执行教育计划的效率和效果如何，是否需要修订教育计划等。

以结核病患者健康教育效果评价为例。

（1）健康需要评估：患者有学习能力和学习愿望，愿意接受健康教育，渴望了解结核病的预防、治疗、药物副作用观察以及饮食注意事项等知识。

（2）教育目标：提高患者自我保健意识，建立遵医嘱服药行为。

（3）学习目标：①了解结核病的发病特点、易感人群和治疗过程；②了解药物的作用与副作用；③掌握有效咳痰的技巧。

（4）教育内容：①结核病的传播途径和预防方法；②药物的作用与副作用；③结核病饮食原则；④有效咳痰的技巧；⑤有关的化验检查指标及意义。

（5）教育方法：①讲解结核病有关知识；②指导阅读结核病保健书籍以及健康教育手册；③演示咳嗽排痰的技巧。

（6）效果评价：①能回答结核病的相关问题；②能有效咳痰；③住院期间能遵医嘱服药。

（六）健康教育的内容

在护理工作中的健康教育主要包括一般性的健康教育、患者的健康教育、特殊的健康教育和卫生法规的教育等方面。

1. 一般性的健康教育　帮助人群了解增强个人及群体健康的基本知识，促进其采取健康行为。内容包括个人卫生、合理营养与平衡膳食、疾病防治知识及精神心理卫生知识等。例如，世界卫生组织（WHO）提出健康的四大基石为合理膳食、适量运动、戒烟限酒和心理平衡。护士开展相关的健康教育，可帮助人们了解四大基石的具体内涵，指导其建立科学、健康的生活方式，预防慢性非传染性疾病，维护身心健康。

2. 患者的健康教育　包括门诊教育、住院教育和随访教育。门诊教育是根据门诊患者就医过程的主要环节，针对患者的共性问题实施教育活动，包括候诊教育、随诊教育、健康教育处方、门诊咨询教育、门诊专题讲座和门诊短期培训班等，如糖尿病患者的自护训练、心脏病及高血压的预防及产前教育等。住院教育涵盖入院教育、病房教育及出院教育，旨在提高患者住院适应能力和自我保健能力。住院患者的健康教育应根据不同的病因，确定患者及其家属的需要，设立相应的健康教育目标，提供教育，以使患者及其家属了解病情，积极地参与治疗护理，早日康复，预防疾病的复发。主要内容涉及多方面，如入院时对患者及其家属介绍住院规章制度及服务内容，住院期间对患者进行心理指导、饮食指导、作息指导、用药指导、行为指导（如指导慢性阻塞性肺炎患者进行腹式呼吸）及特殊指导（如术前、术中及术后指导）；出院前向患者及其家属指导如何继续巩固治疗、预防复发和定期检查。随访教育主要针对有复发倾向、需要长期接受健康教育的慢性病患者，对其进行相应的健康指导。

3. 特殊的健康教育　针对特殊的个体或人群所进行的健康教育，包括妇女健康知识、儿童健康知识、中老年的预防保健知识、特殊人群的慢性病防治知识、职业病的预防知识及学校卫生知识等。例如，职业健康教育主要开展职业卫生与安全教育，让职工了解、识别其作业环境及其在环境中可能接触到的各种健康危害因素及这些因素对健康的影响，控制危害因素的措施和自我防护方法等，促进其改变不良作业方式，并重视职业心理健康教育。

4.卫生法规的教育 帮助个人、家庭及社区了解有关的卫生政策及法律法规,促使人们建立良好的卫生及健康道德,提高人们的健康责任心及自觉性,使其自觉地遵守卫生法规,正确、合理地利用卫生保健资源,维护个人权利,促进社会健康。

三、健康教育的方法和注意事项

(一)健康教育的方法

健康教育的方法是指教育者选择性地向学习者教授健康保健知识和技能的具体方法。健康教育有多种方法,教育者可依据学习者的不同特点以及不同的教育目的,选择相应的健康教育方法。为增加学习者的知识,可应用个别交谈、讲授、提供阅读材料和讨论等方式;为改变学习者的态度,可用小组讨论、角色扮演及辩论等方式;为帮助学习者获得某种技能,则可用示范、角色扮演等方法。具体的方法介绍如下。

1.专题讲座法

(1)概念:专题讲座法是护士以语言为工具对教育目标和教育内容相同的一类学习者进行的健康教育方法。

(2)特点与适用范围:这是一种正式、传统和最常用的健康教育方式。此方法适用于除儿童以外的各种大小团体,具有能在有限的时间内提供容量较大知识和信息、容易组织和比较经济的特点。其采取的是直接交流方式,通过授课传递健康知识,帮助学习者理解和认识健康问题,树立健康的态度和信念,为健康行为转变打下基础。专题讲座法的优点是简单方便、信息量大、工作效率高。缺点是针对性差,不利于学习者主动学习。

(3)具体方法及注意事项:

①针对学习者备课:充分备课是讲好一堂课的关键和前提。与课堂教学相比,健康教育的备课有其独特的特点。护士需要评估学习者的学习需要和影响学习的因素,针对学习者的需要和兴趣,以及目前的健康需要选择教学内容、制订教学计划,并编写相应的讲义,以促进学习者对学习材料的理解和记忆。

②做好授课环境准备:提供适宜的视听教具,如电视机、录像机、幻灯机等,尽量提供安静、光线充足、温度适宜的良好环境。

③注重讲授技巧:做到条理清楚、重点分明、通俗易懂、逻辑清晰;讲授的概念、原理、观点必须正确,最好配有文字资料、幻灯片、图片以帮助理解;讲授时注意调动学习者的积极性,如选择与学习者接近的人和事的生动案例;注意与学习者的交流,并以提问等方式及时了解学习者对知识掌握的反馈。

④把握授课时间:内容要简明扼要,时间不宜过长,一般以 30～60 分钟为宜。

2.小组讨论法

(1)概念:小组讨论法是指组织相同情况的学习者在护士的指导下展开讨论,进行信息沟通和经验交流。

(2)特点与适用范围:小组讨论法使学习的过程化被动为主动,相对于专题讲座法而言,小组讨论法增加了双向交流的机会,促进了学习者学习的积极性。小组讨论法的优点是学习者针对共同的需要或存在的共同健康问题,通过提问、探讨和争辩,相互启发,取长补短,将被动学习变为主动学习,加深对问题的认识及了解,有利于态度或行为的改变。缺点是小组的组织和讨论需要花费较多时间,如果引导或控制不好,可能会出现有的人比较活跃,过于主导,有的人却较为被动,主动性不高,也可能出现讨论偏离主题,不利于学习者系统掌握核心知识的现象。

(3)具体方法及注意事项:

NOTE

①参加小组讨论的人员：以 8~15 人为宜，尽量选择年龄、健康状况、受教育程度等背景相似的人组成同一小组，选择的讨论场地应便于交流，环境安静，圆形或半圆形就座。

②讨论前：须确定讨论的主题和讨论的基本内容，并制订一些讨论规则，如每人争取发言，把握讨论主题和发言时间，别人发言时要静听及要尊重别人的意见等，以保证讨论顺利进行。

③一般由医护人员充当主持人：在开始时先介绍参加人员及讨论主题，在讨论过程中注意调节讨论气氛，可以通过提问的方式（开放性问题）鼓励大家积极发言。对踊跃发言者给予适当的肯定性反馈；对发言不积极者可以通过个别提问、点名征求意见的方法促使其发言。如头脑风暴法，又称快速反应法，是西方国家倡导的发现性教育方法的一种。首先由主持人提出一个开放性问题，如"为什么结核病近年来有迅速增长的趋势""为什么我国糖尿病患者逐年增多"等，然后让患者各抒己见。

④小结感谢：讨论结束时，护士应对讨论的问题做出小结，并对大家的参与表示感谢。

3.角色扮演法

(1)概念：角色扮演法是一种通过行为模仿或行为替代来影响个体心理过程的方法。通过制造或模拟一定的现实生活片段，使教育内容剧情化，由学习者扮演其中的角色，使之在观察、体验和分析讨论中理解知识并受到教育。

(2)特点与适用范围：这种方法提供了具体的且有兴趣的学习环境，所有人员都可以参与学习过程。它可以用两种方式来进行，一种是预先准备好的角色扮演，参加扮演者通过观察、操作、模仿和分析等学习有关的健康知识及经验。另一种是自发式的角色扮演，预先不做准备，通过操作及模仿达到学习的目的。但是，由于角色扮演法是一种当众表演，需要有较强的参与意识，对于随和、性格外向者易于做到，而对于害羞、性格内向者，角色扮演显得困难，可能使希望或预定表现的内容无法表现出来。此方法主要适用于儿童和年轻人。

(3)具体方法及注意事项：

①角色扮演前：应注意整个扮演主体的选择与编排、角色的分配与排练。

②角色扮演时：主持者应报告此项活动的目的与意义，并对剧情及有关的表演人员进行简单的介绍。

③角色扮演后：应进行讨论，可先由表演者谈自己的感受，然后让其他人员积极参加讨论。主持者可以引导参加人员讨论剧中的重点及内容，以使其了解相关的知识及原理。讨论部分为角色扮演的重点，通过讨论可以让有关人员真正获得有关知识。

4.实地参观法 实地参观法是根据教育目的，组织学习者到实际场景中观察某种现象，以获得感性知识或验证已学知识的教育方法。此种方法使学习者能在实际参观中增进对教育内容的了解，可刺激其获得更多的学习经验，有利于提高学习者的观察技巧。如带领孕妇实地参观产房，以降低初产妇对分娩的恐惧。但这种方法容易受条件限制，由于所需的时间较长，有时因不易找到合适的参观场所而无法实施。

5.示范法 示范法是指教育者通过具体动作示范，使学习者直接感知所要学习的动作的结构、顺序和要领的一种教育方法。即通过观察他人行为，而学习或改变行为的过程。示范法是一种视觉重于听觉的健康教育方法，教育者以一连串的动作示范使学习者理解某一现象或原理。示范通常包含有动作、程序、技巧和知识，并且以各种设备和教具做相应的配合。常应用于教授某项技术或技巧，如教会糖尿病患者注射胰岛素、教会新生儿家长为新生儿洗澡和抚触等技术。示范法常由教育者先对该技术或技巧进行示范，并讲解该项操作的步骤及要点，然后指导学习者进行练习。此法使学习者有机会将理论知识应用于实践，以获得某项技巧或能力。但有时受教学条件的限制，如场地受限或教学用具不足。

6.个别交谈法 个别交谈法是指教育者根据学习者已有的知识经验，借助启发性问题，通过口头问答的方式，引导学习者比较、分析和判断来获取知识的方法，是一种简单易行的健康教育方法,常用于家庭访视和卫生所的诊治前后。

7. 展示与视听法　展示与视听法是以图表、模型、标本或录像、电视、电影和广播等视听材料作为载体向人们讲解健康知识与技能的方法。此方法直观、生动,能激发学习者的学习兴趣,使其在没有压力及轻松的气氛中获得健康知识。图表、模型的展示可在农村、街道和病房等地,时间可长可短。视听法既可针对个体开展教育活动,亦可针对群体。但该法成本较高,需要一定设备和经费保障。

8. 计算机辅助教学　计算机辅助教学(computer assisted instruction,CAI)是一种借助计算机技术而将教学信息以多媒体化的形式呈现的教学形式。CAI具有人机交互、数据库强大及图文声像并茂的特点。其使用可以不受时间、地点的限制,针对每个学习者的学习需要和学习特点,将学习者难以理解的理论和传统教学手段难以表现的教学内容,通过计算机的信息转换和处理功能,将学习内容形象化和具体化,激发学习者的学习兴趣。此方法对计算机软硬件设备、教学软件要求较高,要求教育者具备一定的计算机知识和技术,学习者熟悉计算机操作,因此适用于掌握计算机使用方法的人群。

9. 基于互联网的新型健康教育方法　近年来,随着现代信息技术的发展,互联网、智能手机和平板电脑等移动新媒体逐渐发展起来。互联网的功能在医学领域逐步拓展,除了用于医护人员的学习与相互交流外,还提供了医护人员与服务对象的互动平台。互联网网站、手机APP、腾讯QQ及微信公众平台正在发展成为实施健康教育的新途径,它们具有便捷性、互动性强、时效性高、信息传播速度快和更新及时等特点,符合部分群体特别是当代年轻人的生活、学习与交流习惯,成为开展健康教育的一种新型的、可行的方式。例如,QQ群、微信群逐渐成为健康行为干预的新方式,教育者将相关的专题健康信息发布到这些移动媒体上,学习者不仅可以便捷地获取信息,而且可与教育者及其他学习者沟通或分享相关信息,因而能有效地满足学习者的个体化需求。与常规教育方式相比,移动新媒体突破了时间、地点等客观因素的限制,提供了直观、丰富的健康相关信息,并增加了学习者的自主选择性。同时,网络媒体具有虚拟性的特点,易于保护学习者的隐私,对于敏感话题如性传播疾病包括艾滋病等疾病防治知识的学习,学习者可以匿名参与,从而更容易被学习者所接纳。基于互联网的新型健康教育方式要求学习者连接网络,具备一定的计算机知识并熟悉网络使用,对不具备这些条件的服务对象,则还需采取相对传统的教育方式。

10. 其他健康教育方法　除了上述教育方法外,还可采用其他健康教育方法,如利用报纸、书刊、小册子等唤醒人们的健康意识;利用各种社会团体及民间组织活动的机会进行健康教育。

(二)健康教育的注意事项

作为开展健康教育的护士,应具备扎实的理论知识,不仅要熟悉如何解释行为的存在,而且要知道如何改变个体、群体和社会的行为。在实施健康教育时,综合应用护理程序和行为科学理论对学习者的行为进行分析和诊断,确定影响健康行为的倾向因素、促成因素和强化因素,并依此确立健康教育的目标,为健康教育计划的实施和评价提供依据。对学习者合理的、正确的健康行为,应给予鼓励并促使其积极维持,反之对于不健康的行为,则应因势利导,促使其将不利于健康的消极因素转变为有利于健康的积极因素。为达到上述健康教育的目标,护士应注意以下问题。

1. 评估学习者个体差异　由于学习者的性别、年龄、文化层次、职业、社会经济地位及面临的健康问题不同,其对健康教育的需要和接受能力可能存在差异。护士对各类群体和个人进行健康教育时,需评估这些差异,因人而异,选择不同的教育方法和内容,满足不同学习者的需要。

NOTE

2. 健康教育的方法 多样化研究表明,相较于单一的健康教育方法,多种形式的健康教育方法,如专题讲座、墙报、电视录像和同伴教育等,可提高学习者接受健康教育的积极性。随着现代信息技术的进步,健康教育应注意利用新的信息传播技术如互联网、智能手机,开辟健康教育的新渠道和新形式,增加学习者的接受性。

3. 注意沟通技巧 健康教育的实施涉及与学习者的沟通,因而有效沟通是基础,护士需要运用语言沟通和非语言沟通技巧,清楚准确地传递相关信息,注意观察学习者的反应、倾听其需求和意见,尊重学习者,从而增强其参与健康教育活动的意愿。

4. 健康教育应注重理论与实践相结合 护士在帮助个体和群体掌握基本健康知识,提高自我保健意识和能力的过程中,应注意将理论知识和实际应用相结合,循序渐进地传授相关内容或技能,促进学习者真正理解和学这些知识和技能,并在实际生活中自觉运用所学知识和技能。

5. 创造良好的学习环境和氛围 物理环境杂、光线偏暗、温度过高或太低均会影响教育效果。此外,教育者的状态以及学习者的学习兴趣和热情影响教育的气氛。因此,应尽量提供良好的学习氛以便达到教育目标。

讨论与思考

1. 赵某,男,59 岁,诊断为糖尿病入院治疗。该患者口干,多饮,纳差,乏力,睡眠欠佳,空腹及餐后 2 小时血糖明显升高,间断饮酒,量不多。根据其情况,请运用所学知识为其制订一份健康教育计划。

2. 对于健康不被重视的中年人,由于家庭和工作双重压力,作为社区护士应做哪些健康教育?

3. 如何应用健康信念模式劝导一位吸烟者戒烟?

第八章
目标测试

小结

综上所述,健康教育是一种有目的、有组织、有计划的系统活动。通过健康教育活动,促使人们改变不良的生活习惯、自觉采纳有益于健康的行为和生活方式,从而达到预防疾病、促进健康和提高生活质量的目的,健康教育对于提高人们的健康素养,促进国家的卫生事业发展具有重要意义。护士可通过多种途径及方法,对服务对象实施健康教育,以达到全民健康的目的。

(丁绪娴)

第九章 评判性思维和循证护理

学习目标

1. 掌握评判性思维、循证护理的概念。
2. 熟悉评判性思维的构成和特点、循证护理的基本要素。
3. 掌握评判性思维的步骤和循证护理的实践程序。

案例导入

患者,男,56岁,诊断为短暂性脑缺血发作。患者近期血糖异常增高,需做葡萄糖耐量试验。科室护士接检验科电话,该患者葡萄糖耐量试验条码是无效条码,当班护士立即查看医嘱,发现医嘱于入院第二天下午已经作废,随即联系当晚夜班护士,经询问得知患者拒绝抽血,值班医生作废医嘱,当班护士未及时撤销条码,当天晚班护士在核对时看见有抽血试管,未发现抽血医嘱,询问夜班护士,夜班护士很肯定地说就是此患者是需要做糖耐量实验,夜班护士再无核对及追踪,次日为患者抽取血标本送往检验科,此事报告护士长及科主任后,上报为不良事件。

分析提示:

护理工作中应熟练掌握各项操作技能,并具备发现问题的能力,利用以往的知识和护理经验,对思维对象做出合理的判断。本案例中,当班护士未及时撤销试管及药品,制度执行力不强。夜班护士在发现问题后未判断出问题所在,评判能力欠缺。晚班护士在没有客观证据支持下,确定为该患者的药品,逻辑推理不清;在送往检验科时未发现问题,识别技能欠缺。本事件中出现的多处问题,皆由护士未进行评判性思维而导致,运用好评判性思维是护理工作中的制胜法宝。

随着人们对健康需求的不断增长,护士的角色发生了转变,要求护士除了具备一般的理论与技能外,还需具备多种能力,包括处理复杂临床问题的能力、与人有效合作的能力、独立获得信息的能力及评判性思维能力,其中评判性思维能力是护士获取其他各种能力的关键。

第一节 评判性思维

社会进步、卫生保健的快速变革和新技术的发展与运用,使护理工作范畴日益扩大,由于患者各异,护理工作环境复杂,因此,护士必须能够运用所掌握的知识,对复杂临床现象进行合理质疑、独立思考,对临床问题进行评估、分析、推理、决策,有效、正确解决各种问题。

一、概述

评判性思维(critical thinking)又称为批判性思维,其概念源于哲学和教育学。早在2400年前,苏格拉底就曾对评判性思维进行解释和探究。20世纪30年代,德国法兰克福学派的学者提出了"评判性思维",并作为一种促进学习的方法被教育领域采纳。20世纪90年代,评判性思维作为美国高等教育的重要组成部分而备受关注。

目前,无论是护理专业还是其他相关专业都还没有对评判性思维做出清晰一致的定义,许多专家从不同的角度提出了不同的观点。

(1)沃森和格拉泽1964年提出,评判性思维是态度、知识和技能的综合体,包括质疑的态度,有效地进行推断、抽象、概括所应具备的知识,以及应用这些知识的能力。

(2)美国哲学学会1990年用德尔菲法对来自文、理科领域的46名专家进行调查得出结论,评判性思维是一种有目的、自我调控的判断过程,这种判断是建立在对特定情景采用循证的、科学的方法进行分析、评价、推理、解释和说明的基础之上的。

(3)阿尔法罗·勒菲芙1995年提出,护理中的评判性思维是一种有目的的思维能力,这种能力以科学的原理和方法作为基础,依据实际情况做出判断。

(4)芭芭拉1999年提出,护理中的评判性思维是收集资料,创造性地提出护理诊断和干预措施,是护理计划个体化和精确化的逻辑思维过程。

综合各种观点,评判性思维的概念有两种代表性观点。一种观点将评判性思维看作一种能力,认为评判性思维是个体对"做什么"的问题做出合理决策的能力。另一种观点将它看作一种思维,一种有目的性的对产生知识的过程、理论、方法、背景、证据和评价知识的标准等正确与否做出自我调节性判断的思维过程。将评判性思维定义为一种能力与定义为一种思维过程并不矛盾,区别在于审视的角度不同。

目前,国内的教育对评判性思维的定义为用已有的知识和经验,对解决问题的方法进行选择、识别、假设,在反思的基础上进行分析、推理,做出合理判断和正确取舍的高级思维方法与形式。

二、评判性思维的特点

(一)评判性思维是一个主动思考过程

评判性思维的主体不是被动地、不加评判地接受外来刺激、他人的观点或"权威"的说法,而是对所面临的问题进行积极、主动的思考,运用自己的知识经验去分析、推理,做出自己的判断。

(二)评判性思维是一个独立思考过程

评判性思维不是人云亦云,随声附和,也不是自我思维的重新阐述,而是对自己和他人思维所做的有建设性的和独立的思考。

(三)评判性思维是一个提问过程

评判性思维实质上是一个质疑的过程,通过不断提出问题而产生新观点。提问本身就是一种评判形式。

(四)评判性思维是一个反思过程

评判性思维以创新为宗旨,是对思维的再思维。当自己或他人有了某种观点后,要反思事实存在与否、根据充分与否、解释合理与否。

(五)评判性思维是一个开放过程

在进行评判性思维的时候,个体应具有高度的开放性,愿意听取和采纳别人的不同观点,也能够将自己的观点与他人进行沟通。在这种开放性的信息交流过程中,正确、合理、明智的观点就会得以产生。

三、评判性思维的组成

目前普遍认为智力因素、认知技能因素和情感态度因素是评判性思维的重要组成部分。护理学者认为,护理评判性思维并不是一般评判性思维,它是应用于临床护理情境中的评判性思维,护理中的评判性思维包括护士的专业知识、护理经验、认知技能、态度和判定标准五个部分。

(一)专业知识

专业知识是护理评判性思维的前提和基础。护士的专业知识包括基础科学、人文科学和护理学的知识和理论。护士的专业知识基础越深厚和广博,就越能运用整体观念思考和分析患者及其健康保健的需要,就有越高的评判性思维能力。在进行评判性思维时,所运用知识的正确性与结论的合理性是密切相关的。如果护士运用错误的信息或缺乏重要的资料就做出推理,就不可能得出合理的结论。

(二)护理经验

护士只有在护理患者的实践中才能发展其临床护理评判性思维能力。通过病情的观察、健康状况的评估,找出护理问题,制订有针对性的护理措施并予以实施。在这一系列的护理过程中,护士的经验水平对决策过程具有重要影响。有经验的护士可以在临床情境的诸多因素中发现主要健康问题,有效整合已有知识,并运用经验帮助推理,从而做出正确的护理诊断。经验较少的护士则运用生硬的规则和指南做出决策,且决策的正确性不高。

(三)认知技能

认知技能是评判性思维的核心。护士在临床实践中,需要评价患者病情信息的正确性,分析主要健康问题,推理解决问题的方法,此过程中需要运用认知技能。保罗(Paul)在 1993 年提出的评判性思维认知技能有 8 项,包括评判性分析、归纳推理、演绎推理、做出正确的推论、鉴别事实、评估信息来源的可靠性、澄清概念和认可假设。

1. 评判性分析 评判性分析是鉴别陈述,要求针对某一具体情况或思想提出一系列问题,并对这些问题进行质疑和分析,以鉴别主要的信息和观点,舍弃多余的信息和观点。

2. 归纳推理 归纳推理是逻辑思维的基本方法之一。归纳是指从一系列的事实或科学观察中,通过现象概括出事物的本质特征,总结出一般规律,得出结论的思维方法。护士在临床实践中广泛地使用归纳法,例如,当观察到患者面色苍白、出冷汗、脉搏细数、血压下降、尿量减少、呼吸急促等临床表现时,可归纳这些症状,判断患者出现了休克。

3. 演绎推理 演绎推理是逻辑思维的另一种基本方法。演绎是从一般引出个别。例如,护士学习了马斯洛人类需要层次理论,就可以运用该理论对具体患者的需要进行识别与分类,从而确定该患者是否存在呼吸、排泄、营养、安全、爱与归属、尊重等具体需要。

在临床实践中,面对复杂的临床情景,护士通过运用评判性分析、归纳推理与演绎推理等思维方法谨慎鉴别事实、评估信息来源的可靠性、澄清概念和认可假设,以帮助做出正确的临床护理决策。

(四)态度

积极的态度是在护理实践中进行评判性思维的动力。个体发展自信、独立思考、公正诚实、责任心、质疑与勇于探索、创造性、执着、谦逊的态度对评判性思维的形成很重要,这些态度相互联系,相互影响。

1. 自信 自信是一个人对完成某一任务或达到某一目标的能力感到有把握。自信不是骄傲自大或盲目的优越感。扎实的基础知识、丰富的临床护理经验和一定的认知技能是护士自

NOTE

信的源泉。

2.独立思考 护士应发展独立思考的能力。当对同一个问题产生不同意见时,护士既不能毫无疑义地接受他人的观点,也不能不思考就拒绝他人的观点,而是应该独立思考、全面考虑,做出合理推断。

3.公正诚实 评判性思维要求公正地处理问题,即应用同样的标准评价各种观点,而不是根据个人或群体的偏见和成见做出判断。护理实践需要诚实,即护士要用同样严格的检验标准来验证他人和自己的知识和观点。

4.责任心 在护理工作中,护士应遵循护理实践标准,提供正确的、高质量的护理服务,并对所实施的护理措施的后果负责。

5.质疑与勇于探索 要更深入地了解患者的病情,护士就应具有质疑和探究的态度,激发护士进一步评估临床情境,以获得更多有价值的信息。评判性思维要求护士乐于尝试用不同的方法解决问题,勇于探索的精神能推动护理革新,是护理发展和进步的动力。

6.创造性 创造性思维是一种能产生新思想或新产品的原创性思维。在护理实践中,创造性思维是指能发现原有标准和规范之外的具有开创性、探索未知事物的高级复杂的思维。

7.执着 评判性思维要求探索解决问题的有效方法。具有评判性思维的护士在寻找解决患者问题的有效解决方法时会显现出坚定和执着的精神。

8.谦逊 在护理实践中,承认自身知识和技能的局限很重要。具有评判性思维的护士应承认自己有所不知,并努力获取新知识。

(五)判定标准

如何确定一个人的思维是否具有评判性,Paul 认为可用统一的标准来衡量。评判性思维标准是指确定决策和判断是否正确和合适的标准,包括智力标准和专业标准。

1.智力标准 Paul 提出的评判性思维所通用的智力标准包括 14 项,即评判性思维应该有条理、精确、详尽、正确、有关联、可靠、一致、合理、深入、概括、完整、有意义、适当和公正。当护士面对临床情境、认真思考患者问题时,应使用诸如精确、正确、一致等标准以确保决策的合理性和正确性。

2.专业标准 评判性思维的专业标准包括伦理标准、评价标准和专业职责标准。

(1)伦理标准:在护理实践中的反映通常就是护士所展示的尽责和人道主义精神。具有评判性思维的护士应运用 7 条常用的伦理原则指导临床护理决策,即自治、仁慈、公正、忠实、诚实、保密和责任心。自治是指每个人都有自我决定的权利,都有权根据自己的价值观和信念对方案进行推理,做出决策。仁慈是指乐于尊重他人利益和避免伤害他人的意向。公正是指公正地对待所有患者,并给予他们最好的护理服务。忠实是指遵守对患者的承诺,尽己所能实践承诺。诚实是指告知患者真实的情况。保密是指尊重患者的信息私密。责任心是指对自己的行为结果负责。

(2)评价标准:护士在运用评判性思维做出临床决策时还要用到评价标准,这些评价标准以护理标准为基准,由相关临床机构和专业组织发展而来,并被广泛认可。护士在日常工作中经常用到的评价标准有三类:第一类是症状评价标准,如护士在评价疼痛的特征时,要运用疼痛发作时间、持续时间、部位、严重程度、类型和伴随症状、促进因素、缓解因素等评价标准。第二类是治疗护理效果评价标准,如护士在评价药物治疗的效果时,要运用症状和体征的改变、有无副作用以及达到预期效果的程度等评价标准。第三类是对健康教育效果进行有效评价的标准,护士运用患者掌握所学知识的能力、实施所学技能的能力等标准来评价对患者健康教育的效果。

(3)专业职责标准:护士必须要对自己的临床实践行为负责。护理实践中需要专业职责标准以确保向患者提供高质量的健康服务。护理的专业职责标准包括国家的政策法规、行业规范、部门规章和医院的制度等。

四、发展护理评判性思维的步骤

(一)创造评判性思维环境

评判性思维需要自由、民主、开放的氛围,在此环境下个体可以自由表达观点、疑问、肯定或否定的判断并向权威提出挑战。创造支持评判性思维的环境对专业发展的能力至关重要。

(二)培养评判性思维的情感态度

个体在进行评判性思维活动时,应具备积极的情感和态度。因此,在培养个体评判性思维能力之前,应该加强个人情感态度的培养,发展个体勤奋、探索、公正等个性特征。个体要经常反思自己是否具备评判性思维的态度,如好奇、公正、谦虚、执着等。对已经具备及需要培养的评判性思维的情感态度进行经常性评估。如为培养公正的态度,可以有意地去收集与自身观点对立的信息,以提供理解他人观点的实践机会。

(三)提高护理教育者的评判性思维能力

护理教育者的评判性思维能力,会直接影响学习者。在培养学习者评判性思维的过程中,教育者的行为具有很强的示范性。当教育者本身具有强的评判性思维能力时,能够在训练过程中影响学习者用质疑的态度、评判性思维的技巧和方法进行学习和实践。

第二节 循证护理

循证护理(evidence-based nursing,EBN)又称为实证护理或以证据为基础的护理,是20世纪90年代受循证医学思想影响而产生的护理理念,是循证医学在护理专业中的应用,是近年来护理领域发展的新趋势。其目的是实现以循证的观念进行护理实践、护理教育、护理管理的目标,将循证护理应用到临床实践中。可针对不同人群、疾病,遵循证据,有的放矢地制订护理计划,使服务对象得到及时、有效的治疗与恢复。

一、循证护理的概念

循证护理是指护士在护理实践活动中运用现有的、最好的科学证据对服务对象实施最佳的护理。循证护理能最大限度地满足服务对象及其家属的需求,同时让有限的医疗保健资源发挥出最大价值。循证护理不仅规范了护士的行为方式,而且规范了临床实践的思维方式。

其具体定义是"在计划护理过程中,慎重、准确和明智地应用当前所能获得的最好的研究证据"。同时结合护理专业技能和多年来的临床经验,考虑患者的价值和愿望,将二者完美地结合,制订出适合患者护理措施的护理模式。

二、循证护理的基本要素

(一)最佳最新的护理研究证据

在循证护理中,证据是经过严格界定和筛选获得的最佳最新的证据。对通过各种途径查询得到的护理研究结果,必须应用临床流行病学的基本理论和临床研究的方法学以及有关研究质量评价的标准去筛选最佳证据。对证据的科学性、可行性、适宜性,临床应用价值、有效性以及经济性进行严格评鉴。只有经过认真分析和评鉴获得的最新、最真实可靠、具有重要临床

第九章第二节
思维导图

第九章
第二节微课

NOTE

应用价值的研究证据才是循证护理应该采纳的证据。

根据护理学科的属性和特点,循证护理应注重证据的多元性。除了考虑传统设计的科研论文(随机对照试验、非随机对照试验、病例对照研究、队列研究等定量设计的研究论文)外,人文社会科学和行为科学领域的质性研究和行动研究的设计也应作为进行系统评价时可纳入分析的文献,即也可以成为证据的来源。

(二)护士的临床经验和实践技能

护士是否能够敏感地察觉到临床问题,能否将文献中的证据与临床实际问题实事求是地结合在一起,而不是单纯地照搬照套,很重要的前提是护士有丰富的临床经验、敏锐的思维能力以及熟练的实践技能。因此,护士扎实的医学基础理论知识、牢固的护理知识和技能以及丰富的临床护理实践经验尤为重要,其中临床流行病学的基本理论和临床研究的方法学是实施循证护理的学术基础。

(三)患者的实际情况、价值观和愿望

患者的需求和愿望是开展循证护理的核心。根据患者的病情、个人经历和价值观的差异,是否拥有医疗保险,对疾病的了解程度,家庭背景等,可能会不表现出有什么要求,也可能会向医护人员表达其多样性的要求,护士可运用"循证实践"的方法分析患者多种多样的需求,寻求满足其需求的最佳方式,而非一味"按常规行事",因为所谓"常规"往往强调群体,注重习惯,而"循证"则以尽可能满足患者个体的利益和需求为目的,遵循最科学的证据,必要时不惜打破常规。

三、循证护理的实践程序

(一)提出问题

包括实践问题和理论问题。实践问题指由护理实践提出的对护理行为模式的疑问,以一个可以回答的问题形式提出来。例如,静脉留置针的封管使用肝素还是生理盐水好? 对特殊人群的疼痛管理方法等。理论问题是指与实践有关的前瞻性的理论发展。例如,一名高血压伴糖尿病患者,72 岁,女性,该患者的健康教育问题,即需要为患者提供的健康教育内容是什么? 通常实践和理论这两方面的问题难以截然区分。

(二)检索相关文献

根据临床问题检索相关文献,尤其可以检索针对这个临床问题的系统综述和实践指南。实践指南是以系统综述为依据,经专家讨论后由专业学会制定,具有权威性及实践指导意义。检索出相关的、现有的最好研究证据。如针对该高血压患者健康教育问题进行文献检索,查到了 8 篇随机对照试验(randomized controlled trial,RCT),评价了减轻体重、限钠摄入、补钾、补镁、补钙、补充鱼油、控制紧张情绪和体育锻炼对轻度高血压的疗效。研究发现,上述措施中仅有减轻体重、限钠摄入和体育锻炼对控制血压有效,而其他几种措施并不引起血压显著下降,或开始数月有效,几个月后效应完全消失。

(三)收集与评鉴证据

检索到的原始文献是进行系统评价的基础,每一篇文献对系统评价的贡献是不同的,在敏感性分析和定量分析时应给予文献不同的权重值,确定一篇文献权重值的大小,要用临床流行病学和循证医学中评价文献质量的原则和方法进行严格的评鉴。这是循证护理的关键环节。严格评鉴主要包括对研究的内在真实性和外在真实性评价,在文献评价的过程中,更强调对内在真实性的评估。高质量的研究会使结果更接近真实。如果给低质量的研究赋予较大的权重,系统评价就可能会得出错误的结果。

（四）传播证据

通过各种途径和媒介，如开展培训、组织讲座、发表论文、散发材料、利用网络等形式将所获得的证据推荐给临床实践机构和专业人员。*Nursing Standard* 杂志是从 1996 年开始组织倡导"循证护理"的第一个中心，总部设在英国约克大学，该中心组织进行有关护理实践活动的专题系统文献查询，并在"*Nursing Standard*"上发表其结果。澳大利亚的 Joanna Briggs 循证护理中心是目前全球最大的推广循证护理的机构。1997 年以来，该中心开展了系列专题活动，包括组织专题系统文献查询，举行短期讲座培训和循证护理年会，开展相关研究，编辑发行 *Best Practice：Evidence-based Practice Information Sheets* 刊物等，为临床护理实践提供实证，倡导循证护理的开展。1998 年加拿大与英国共同创刊了 *Evidence-based Nursing* 杂志以传播循证护理研究成果，介绍循证护理实践经验，探讨循证护理实践方法等。

（五）应用证据

将收集到的最有效的证据应用于临床实践，并与临床专业知识和经验、患者需求相结合，根据临床情景，做出最佳的临床决策。设计合适的观察方法并在小范围内实施试图改变的实践模式，如临床研究，特殊人群的试验性调查，模式改变后的影响和稳定性的调查，护理新产品的评估，成本效益分析，患者或工作人员问卷调查等。

（六）评价证据

循证护理是一个动态发展过程，须在实施后评价证据应用后的效果。在应用证据的同时，注意观察其临床的效果，必要时开展进一步研究。效果评价的反馈有助于护理研究质量的提高，使得循证护理更丰富、更确切。

评价应用证据的效果时，要选择客观、合适的方法，并确保将评价结果反馈到护理过程中。循证护理并不单指利用系统评价后的护理文献就可作为制订护理措施的依据，还应利用医院现有的各种诊断、监护、治疗、仪器的客观指标作为制订护理计划的依据，并依据临床客观指标对护理效果进行评价。

四、循证护理产生的深远影响

（一）提高护理工作的效率

循证护理能提高护理工作质量以及卫生资源配置的有效性，从而适应我国经济文化迅速发展下，公众医疗卫生健康服务需求增加与我国医疗卫生资源相对有限的矛盾。

（二）促进护理科研成果在护理实践中的应用

我国护理事业虽然取得了长足进步，但护理研究的成果仍未得到广泛应用。护士缺乏系统、集中而精简地获取科研成果的途径。医疗机构也常为确保安全而限制某些护理科研成果的推广及应用。循证护理以自我反省、审查、同行认证的方式评价护理研究结果，因而能有效促进护理科研成果在护理实践中的应用。

（三）促进护理科研和论文水平的提高

根据循证护理的一系列客观且准确评价科研文献质量的标准，将达到标准的论文列入统计分析及推广应用的范畴，能有效促进我国护理科研和论文水平的发展。

（四）促进卫生事业的发展

从社会环境考虑，目前更多的服务对象要求深入了解自身病情并参与医疗决策的制订。循证护理的实施有助于确保优质的医疗护理质量，促进我国卫生事业的发展。

NOTE

第九章
目标测试

讨论与思考

1.作为一名护理专业的学生,请结合实际,思考在日常学习与生活中如何加强评判性思维的培养?

2.你认为循证护理对于护理工作有哪些意义?

小结

随着经济的发展,护士面对复杂的临床现象和临床问题,需要分析判断患者的具体情况,以便做出恰当的临床护理决策。评判性思维是护士面临复杂抉择进行的正确反思与选择,做出适宜临床护理决策的重要工具。循证护理是在计划护理过程中,慎重、准确和明智地应用当前所能获得的最好研究证据,同时结合护理专业技能和多年的临床经验,考虑患者的价值和愿望,将三者完美地结合,制订出适合患者护理措施的护理模式。

通过本章的学习,同学们逐渐形成科学的思维,在今后面对复杂的工作环境时,能够运用所掌握的知识,对复杂临床现象进行合理质疑、独立思考,对临床问题进行评估、分析、推理、决策,有效、正确地解决各种问题。

(杨　婷　林　姝)

第十章　多元文化护理

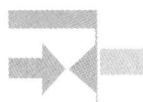

第十章 PPT

学习目标

1. 了解文化的基本概念;了解跨文化护理理论的产生与发展及其局限性。
2. 熟悉日出模式与护理程序的关系。
3. 掌握跨文化护理理论的相关概念;跨文化护理理论在护理实践中的应用;日出模式及各级间的关系。

第十章 思维导图

案例导入

患者,男,38 岁。大学教授,信仰伊斯兰教,是位素食主义者。糖尿病病史 4 年,喜欢甜食,忌食肉类。体格检查:T 36.9 ℃,P 74 次/分,R 19 次/分,BP 110/72 mmHg,空腹血糖(GLU)16.2 mmol/L,血红蛋白(HB)93 g/L,体型偏瘦,轻度水肿。

分析提示:

1. 案例特征

(1)服务对象信仰伊斯兰教,是位素食主义者。其蛋白质摄入不足,导致血红蛋白低于正常值,出现贫血症状;又因为其喜食甜食,导致血糖控制不合理,出现空腹血糖高于正常值;血糖、血红蛋白异常,导致体液过多,出现轻度水肿。服务对象为大学教授,对知识的理解和领悟能力较强。

第十章 微课

(2)针对案例的症状、体征和检查结果,确定服务对象的异常状况均与其宗教信仰、饮食习惯有密切的关系。服务对象有哪些文化需求? 护士需要为服务对象提供哪些个体化的文化护理服务?

2. 需解决的问题

(1)与服务对象进行有效的沟通,进一步全面地收集资料,找出导致健康问题的原因,对服务对象进行饮食相关的健康教育,与服务对象共同制订切实可行的护理计划。

(2)必须应用所学的文化护理理论为服务对象提供全面、科学的文化护理服务。

3. 需完成的学习任务

(1)文化与多元文化。

(2)跨文化护理。

在人类社会越来越复杂、信息流通越来越发达的情况下,文化的更新转型日益加快,各种文化的发展都面临着不同的机遇和挑战,新的文化也将层出不穷。在现代复杂的社会结构下,必然需要各种不同的文化服务于社会的发展,就造就了文化的多元化,即现代复杂社会背景下的多元文化。多元文化不仅是多民族各自所具有的不同文化,更重要的是不同文化的共存,而且要承认不同文化的差异并平等对待。

NOTE

│ 第一节　文化与文化休克 │

一、概念

1. 文化　文化所反映的是一个民族中群体的世界观和价值观,它是包括知识、信仰、艺术、道德、风俗习惯等要素的综合体。

2. 多元文化(multiculture)　多民族各自具有的不同文化共存于社会文化环境中,不同阶层和不同族群的文化差异,需用不同的文化为其提供平等的服务,这些文化服务于社会的现象就构成了复杂社会背景下的多元文化。

3. 文化休克(culture shock)　又译为文化震撼或文化震惊,是美国人类学家奥伯格(Kalvero Oberg)于1958年提出来的,是指生活在某一种文化环境中的人初次进入到另一种不熟悉的文化环境,因为失去自己熟悉的所有社会交流的符号与手段所产生的思想混乱与心理上的精神紧张综合征。例如,当一个已经长期适应于自己的本土文化的人,突然来到了不同的民族、地区、社会群体甚至国家时,常会出现一段时间的迷失、疑惑、排斥甚至恐惧的感觉。每个人在成长的不同阶段都会有文化休克的经历,如进入幼儿园、升学、搬家、工作调动、住院等,由于文化环境的变化,造成对人的过度刺激和心理负担,产生行为改变或者行为无效,以至于不能适应和应对。

二、文化休克概述

(一)文化休克的原因

引起文化休克的原因主要是突然从一个熟悉的环境到了另一个陌生的环境,从而在以下几个方面产生问题。

1. 沟通交流(communication)　人际沟通的发生通常会受到文化背景的影响。不同的文化背景下,同样的沟通内容可能会有不同的含义,脱离了文化背景来理解沟通的内容往往会产生误解。

(1)语言性沟通:文化背景、文化观念的差异,如语种不同或者应用方言、土语等均可导致语言不通。如在中国,朋友见面时直接询问对方的年龄、工资等是常有的事情,一般不会有人拒绝回答,但是如果遇到西方国家的人也询问同样的问题,对方可能会非常生气,因为他们认为年龄和工资是个人隐私,从而导致沟通的中断。即使使用同一种语言,语言表达的各种形式受文化背景的影响也会产生不同的含义。如我国有56个民族,各个民族有自己的语言和交流沟通的方式,当一个人从熟悉的环境到陌生的环境时,就会遇到语言沟通的问题。

(2)非语言性沟通:非语言性沟通的形式有身体语言、空间效应、反应时间、类语言、环境等多个方面。不同的文化背景下的非语言性沟通模式不完全相同,所代表的信息含义也不尽相同。例如,印度人交谈中赞同对方的意见时摇头,不赞同时点头;泰国人朋友相遇时双掌合十以致敬意,双掌举得越高,表示尊敬的程度越深;非洲人见面时握手,对尊敬者先用左手握住右手的手腕,再用右手与对方握手,对特别尊敬者则先握一下对方的手,继而握对方的手指,最后再握一下对方的手。

2. 日常生活活动差异(mechanical difference)　每个人都有自己的日常生活习惯,当一个人的文化环境发生改变时,其日常生活习惯如新环境中的住宿、交通工具、作息制度、工作环境等因素也会发生变化,需要人们花费精力和时间去适应新环境的文化模式。在这个适应过程中,人们往往会产生挫折感,进而造成克服日常生活习惯的改变而引起的文化休克。

3. 孤独（isolation） 在异域文化中,一个人丧失了自己在原有文化背景中的社会角色,同时对新环境感到生疏,与亲人或知心朋友分离或语言不通,孤独感便会油然而生,因此倍感孤单、无助,导致情绪的不稳定,产生焦虑、对新环境的恐惧等情绪,出现文化休克。

4. 风俗习惯（custom） 不同文化背景的人有不同的风俗习惯,一旦改变了文化背景,就必须适应新环境中的风俗习惯。新环境中的饮食、服饰、居住、消费等可能与自身原有的文化环境不同,使身处异乡的人难以适应,但又必须了解和接受。类似的文化差异会使人短时间内难以忍受,出现文化休克。

5. 态度和信仰（attitude and belief） 态度是人们在一定的社会文化背景中,与他人长期相互作用而逐渐形成的对事物的评价和倾向。信仰是对某种主张或主义的极度信任,并以此作为自己行动的指南,主要表现在宗教信仰上。受自身环境和文化模式的影响,每个文化群体之间的态度、信仰、人生价值和人们的行为都是不同的。当一个人的文化环境突然变化时,其长期形成的母文化价值观与异域文化中的一些价值观会产生矛盾和冲突,就会造成其行为的无所适从,产生文化休克。

以上造成文化休克的五个因素使个体对文化背景的变化必须做出适应和调整,当同时出现的因素越多、程度越强烈时,个体产生文化休克的强度就越明显。

（二）文化休克的过程

当一个人离开熟悉的环境进入陌生的文化环境时,常常经历四个阶段的变化历程:蜜月阶段、沮丧或敌意阶段、恢复调整阶段和适应阶段。

1. 蜜月阶段（honeymoon phase） 蜜月阶段指一个人初到一个新环境,由于新鲜感,往往会心理上兴奋,情绪亢奋和高涨,处于乐观的、兴奋的蜜月阶段,此阶段持续几个星期到半年的时间。人们常常在到达其他国家之前对异国的工作和生活充满美好的憧憬,初到异国,往往被新文化环境中的人文景观和意识形态所吸引,对一切事物都会感到新奇,对新环境的人、景色、食物等都感到满意。此时人们往往渴望了解新环境的风俗习惯、语言行为等,希望能顺利生活和工作。虽然有的人在整个短期的异国逗留期间都停留在蜜月阶段,不会有文化休克,但是,很多人在进入新的文化环境一段时间后,会进入第二个阶段,即沮丧或敌意阶段。

2. 沮丧或敌意阶段（anxiety or rejection phase） 蜜月阶段后,处在异域文化中的"外乡人"由于生活习惯等与原有文化的差异,会出现价值观的矛盾和冲突,加之人地两生、孤立少援和种种生活的不便,原来认为是规范、良好的生活方式在异域文化中频频碰壁,可能因不了解本土文化和习惯而被本地人嘲笑、伤害,兴奋感逐渐被失望、失落、烦恼、焦虑等情绪所代替,继而感到迷茫和挫折,即进入沮丧或敌意阶段,此阶段一般持续几个星期到数月的时间。在此阶段,人们面对心理上的沮丧、失落感时,通常有两种表现方式:一是敌意,一些人常常看不起本地人,嘲笑所在地区或者国家;还有的人以损害个人和公有财产来发泄其敌意。二是回避,有的人可能回避与当地文化的接触,表现为不仅不愿意讲,也不愿意学当地语言,也不愿意和当地人接触,而是喜欢在"老乡"中消磨时间,甚至以酒消愁。在严重的情况下,有的人可能会因为心理压力大而返回自己的家乡。沮丧或敌意阶段是文化休克综合征中最严重也是最难过的时期,当然,有的人也会不经历这个阶段。

3. 恢复调整阶段（regression and adjustment phase） 在经历了一段时间的沮丧和迷惑之后,人们开始学习新环境中的文化模式,找到了应对新文化环境的办法,采取一定的适应方式重塑自我,逐渐适应了异域文化环境,即进入恢复调整阶段。在此阶段,个体通过与当地人的频繁接触,如参加日常生活活动等,开始熟悉本地的语言,逐渐了解、熟悉新环境中的"软文化"和"硬文化",并与一些当地人建立了深厚的友谊,其心理上的混乱、沮丧、孤独感、挫折感逐渐

NOTE

减少,对发生的文化冲突不再认为是对自己的伤害,慢慢地解决了文化冲突问题。

4.接受和适应阶段(acceptance and adaptation phase) 随着文化冲突问题的解决,"外乡人"与当地人和平相处,接受了当地的风俗习惯,基本上适应了新的文化环境。在此阶段,人们已经完全接受新环境中的文化模式,建立起了符合新文化背景的价值观念、审美意识等评判标准,在新环境中感觉安全、舒适,一旦需要再次离开新环境回到旧环境中,会经历又一次的文化休克。如很多早年移居国外的华人都处于接受适应阶段,重返故里反而会产生文化休克。

(三)文化休克的表现

随着所处的文化休克的阶段不同,个体文化休克的表现也各不相同。

1.焦虑 焦虑是指个体处于一种模糊的不适感中,是自主神经系统对非特异性或未知威胁的一种反应。

(1)生理表现:坐立不安、失眠、疲乏、声音发颤、手颤抖、出汗、面部紧张、瞳孔散大、眼神接触差、尿频、恶心、呕吐,特别是动作增加(如反复洗手、喝水、进食、吸烟等),心率增加、呼吸频率增加、血压升高等。

(2)情感表现:自诉不安,缺乏自信,警惕性增强,忧虑,持续增加的无助感、悔恨,过度兴奋,容易激动,爱发脾气,哭泣,自责和谴责他人,常关注过去而不关心现在和将来,害怕出现意料不到的后果等。

(3)认知表现:心神不定,思想不集中,对周围环境缺乏关注,健忘或者思维中断等。

2.恐惧 恐惧是指个体处于一种被证实的、有明确来源的恐惧感中。文化休克时,恐惧的主要表现是躲避、注意力和控制力缺陷。个体自诉心神不安、恐慌,有哭泣、警惕、逃避的行为,冲动性行为和提问次数增加,疲倦、失眠、出汗、晕厥、夜间噩梦,尿频、尿急、腹泻、口腔或咽喉部干燥,面部潮红或者苍白,呼吸短而急促,血压升高等。

3.沮丧 沮丧是指因对陌生环境的不适而产生的失望、悲伤等情绪。

(1)生理表现:胃肠功能减退,出现食欲减退、体重下降、便秘等。

(2)情感表现:忧愁、沮丧、哭泣、退缩、偏见或者敌对。

4.绝望 绝望是指个体主观认为没有选择或者选择有限,万念俱灰,以至于不能发挥自己的主观能动性。文化休克时,绝望的主要表现是生理功能低下,表情淡漠,言语减少,感情冷漠,被动参加活动或者拒绝参加活动,对以往的价值观失去评判能力。

(四)影响文化休克的因素

1.新旧文化间的差别程度 文化休克的明显程度与新、旧文化之间的差异大小成正比。如果新文化和旧文化之间的差异较小,文化休克的表现较轻,反之则重。例如,一个加拿大人到美国比到中国所经受的文化休克要轻得多。

2.新文化的包容性 在一个包容和接受新文化的环境中,个体对新文化模式适应较快,如果个体受到新文化环境的排斥,则往往会加深"外乡人"最初的不安和焦虑。

3.个体因素 个体的年龄、性别、职业、受教育程度、健康状况、以往应对生活改变的经历和应对方式等都与应对文化休克的能力有关。

(1)年龄:儿童处于学习阶段而且生活习惯尚未成型,对生活方式改变适应较快,应对文化休克的困难较少,异常表现较轻。反之,年龄越大,原有的文化模式越根深蒂固,则不会轻易放弃熟悉的文化模式而去学习新的文化模式。

(2)健康状况:在应对文化冲突的过程中,身心健康的个体应对能力强于身心衰弱的个体。

(3)以往应对生活改变的经历:以往生活变化较多,对各种变化适应良好的个体,在应对文化休克时,比生活上缺乏变化的个体的困难要少,症状要轻。

(4)一般性的应对类型:对外界变化做出一般性反应和易适应的个体,与对外界变化容易做出特殊反应的个体比较,应对能力要强,异常表现要轻。

(五)文化休克的预防

1. 提前熟悉新环境的基本情况 在迁移至新环境之前,通过各种途径了解、掌握新环境的风俗习惯、价值取向、道德观念、地理环境、人文知识、办事程序等,可以比较容易地适应新环境,避免文化冲突时产生强烈的文化休克。

2. 针对新文化环境进行模拟训练 在进入新环境之前,可以有的放矢地进行生活方式及生存技能的模拟训练。

3. 主动接触新文化环境中的文化模式 在进入新环境之后,应尽快地接触和理解新的文化模式。个体要树立从零开始的信念,以积极、乐观、宽容的态度迎接新环境,充分理解新环境中文化现象的主体,打开社交圈子,踊跃参加一些有益的社会活动,以开阔视野,学习如何处理人际关系。

4. 寻找和利用支持系统 个体在新环境中要善于发掘和充分利用对自己有帮助的支持系统。提高自己的跨文化沟通能力,妥善处理新环境中的人际关系,取得新环境中人群的认同和帮助,从而提高文化适应能力,减少文化休克的影响。

当然,文化休克不是一种疾病,而是一个学习的过程,是一种复杂的个体体验,在此期间个体可能会产生不舒服甚至痛苦的感觉,可通过不同方式影响个体。其实任何一次重大的文化转换都可能使个体产生巨大的压力和焦虑,但这种压力与焦虑是一种正常的社会适应性效果。从某种意义上说,即使是再严重的文化休克现象,都可以称得上是一种新的文化体验。

第二节 跨文化护理

一、跨文化护理理论的内容

(一)跨文化护理的相关概念

美国护理学者莱宁格博士认为,护理的本质是文化关怀,关怀是护理的中心思想,是护理活动的原动力,是护士为服务对象提供合乎其文化背景的护理基础。她的跨文化护理理论的重点是文化,中心是跨文化护理和人类护理关怀。围绕文化和护理关怀提出了以下概念。

知识链接10-1

莱宁格博士简介

莱宁格(M. Leininger)博士是美国著名的跨文化护理理论学家。从20世纪50年代中期开始了自己的跨文化护理研究。当时她在"儿童指导之家"工作,与那里的儿童及其父母接触,观察并了解到儿童中反复出现的行为差异由不同的文化背景造成。经过多年的研究,她创立了跨文化护理理论(transcultural nursing theory)。因此,莱宁格成为世界上第一位获得人类学博士学位的专业护士和理论学家,她出版了许多著作,具有代表性的有《跨文化护理:概念、理论和实践》《护理与人类学:两个交织的世界》《关怀:护理与健康的本质》《照顾:人类的基本需要》《文化照顾的多样性与普遍性》。

NOTE

1. 文化(culture) 文化是指不同个体、群体或者机构通过学习、共享和传播等方式所形成的生活方式、价值观、信仰、行为标准、个体特征和实践活动的总称,它以一定的方式传承,用来指导人们的思维方式、生活决策和行为活动。

2. 关怀(care) 关怀是与帮助、支持或促进服务对象健康状况和改善生活方式需要相关的指导性行为,是人类的一种普遍现象。关怀的内容包括生物、文化、心理、社会等方面,不同文化背景的人有不同的关怀体验。莱宁格认为关怀在护理中占统治地位,没有关怀,治疗就不能有效进行;而没有治疗,关怀却可以有效地进行。关怀分为一般关怀和专业关怀。

(1)一般关怀(common caring):某文化所特有的传统、固有的文化关怀知识与技能,可以通过模仿、学习而获得。

(2)专业关怀(professional caring):通过大学、学院或临床机构传授和规范学习而获得的专业关怀知识和实践技能。

3. 文化关怀(cultural care) 文化关怀是指为了满足自己或者他人现有或潜在的健康,应对伤残、死亡或其他状况的需要,用一些符合文化、被接受和认可的价值观、信念和定势的表达方式,为自己和他人提供的综合性、符合相应文化背景的帮助、支持和促进性的行为。护理关怀就是一种文化关怀,体现在护患关系,以及各种各样的护理活动中。护理关怀与其他职业关怀不同,它是以服务对象的健康为中心,从整体观念出发,为服务对象提供符合其个体需求的文化关怀。文化关怀具有共性和多样性的特点。

(1)文化关怀的共性(universality in cultural care):人们对待健康、环境、生活方式和面对死亡的文化中衍生出来的对关怀的共同的、相似的或者一致的意义、价值和方式。

(2)文化关怀的多样性(diversity in cultural care):文化内部或不同文化之间、某群体内部或群体之间、个体之间在关怀的信念、含义、模式、价值观、特征表型和生活方式等方面的差异性,从而衍生出不同的关怀意义、价值、形态和标志。

(二)跨文化护理的内涵

莱宁格指出以文化为基础的护理关怀是有效地促进、维持健康,从疾病和残疾中康复的关键性因素。所有的文化关怀既包括专业关怀护理,又包括一般性保健服务。护理作为一个跨文化关怀专业,能够为不同文化的服务对象提供护理关怀。

莱宁格认为人类无法与其所处的文化环境、社会结构相分离,并应用微观、中观和宏观法探讨和研究关怀的本质、意义和属性。微观法是指在小范围内研究特定文化中的个体;中观法是介于微观法和宏观法之间,对某一特定文化中的一些复杂因素集中进行探讨;宏观法研究各种不同文化之间的文化跨越现象。

1. 莱宁格跨文化护理"日出模式" 莱宁格将跨文化护理形象地描述为"日出模式"(sunrise model)(图 10-1)。"日出模式"的上半部分描述了文化关怀、文化与社会结构和世界观的构成,这些因素通过语言和环境影响人们的关怀与健康,下半部分是对个体、家庭、群体及机构健康产生影响的一般关怀和专业关怀,两者相互关联、相互影响。护理关怀是一般关怀和专业关怀之间联系的桥梁,并通过了解服务对象的文化背景和健康状况,做出护理关怀决策,进行文化关怀实践,从而达到为服务对象提供和文化一致的护理关怀的目的。

2. 莱宁格的"日出模式"层次含义 莱宁格的"日出模式"共包含以下四个层次。

(1)第一层:世界观、文化与社会结构层。本层属于超系统,用于指导护理评价和收集影响服务对象关怀表达方式和关怀实践的因素,包括所处文化、服务对象的世界观、文化和社会结构要素及其环境背景、种族史等。

(2)第二层:文化关怀和健康层。本层提供解释个人、家庭、社区或机构的健康、疾病、死亡的社会文化结构、文化关怀表达方式等与健康密切相关的因素,说明与文化有关的关怀和健康

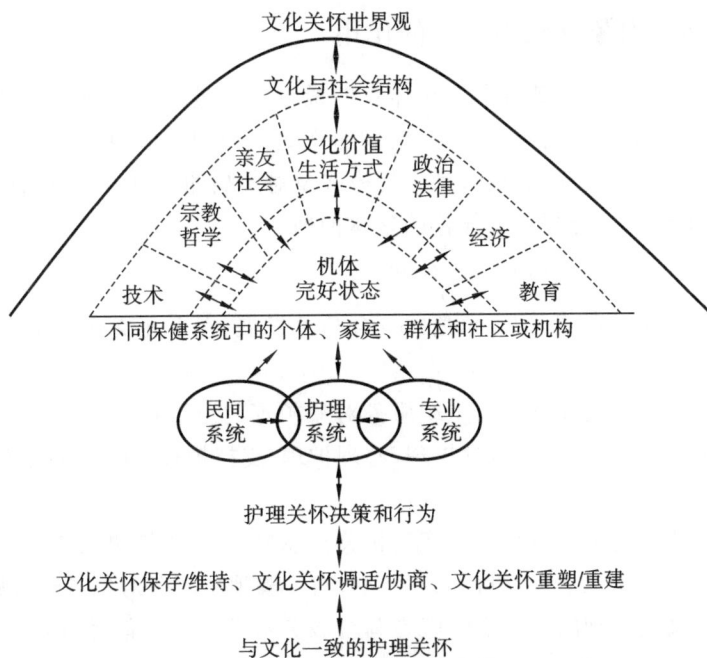

文化关怀世界观

文化与社会结构

文化价值
生活方式

亲友
社会

宗教
哲学

政治
法律

经济

机体
完好状态

技术

教育

不同保健系统中的个体、家庭、群体和社区或机构

民间
系统

护理
系统

专业
系统

护理关怀决策和行为

文化关怀保存/维持、文化关怀调适/协商、文化关怀重塑/重建

与文化一致的护理关怀

图 10-1 日出模式示意图

的特定意义及表达方式。

(3)第三层:健康系统层。本层包括一般关怀系统和专业关怀系统。两个系统都提供帮助性、支持性和促进性关怀,帮助人们保持完好的健康状态,积极面对疾病和死亡。但是,一般关怀主要通过传承和传播的方式获得,可由非专业人士操作;而专业关怀则需要经过培训的专业人员来完成。护理关怀系统的理论和时间大多来源于专业关怀系统,少数来源于一般关怀系统,它是一般关怀和专业关怀之间连接的桥梁。

(4)第四层:护理关怀决策和行为层。本层通过文化关怀保存、文化关怀调适、文化关怀重建三种方式表现出来。对有益健康的文化实施维持和保存的护理关怀;对部分与健康状况不协调的文化,采取调适的方式,改变其中不利成分、保留有益因素;对与现有健康状况冲突的文化成分,则需要改变,重建新的、更有益于健康的文化关怀。

(三)跨文化护理的特征

1.文化关怀是人类赖以生存的条件 人类是有文化的生物,照顾是人类的一种普遍现象,人们需要他人的照顾,并关心他人的生存和健康需要。由于生活的文化背景不同,人们需要利用自己的能力,按照不同的文化需要来提供一般性文化关怀。文化关怀是人类的天性,能改善人们的生存条件,是人类文明社会形成、生存与发展的基础和必需条件。

2.不同文化的民族具有文化关怀的共性和多样性 文化关怀具有共性和多样性的特点,莱宁格认为文化关怀的多样性大于共性。人所处的文化环境不同,关怀体验也不同,就会形成该文化所特有的关怀模式。不同文化之间,照顾的表达方式可能存在天壤之别,因此,提供适合服务对象文化背景的护理是护士的职责。

3.文化关怀分为一般关怀和专业关怀 一般关怀是人类的天性,它存在于人们的日常生活中;专业关怀是一种有目的的专业活动,能满足服务对象的需求。护理关怀是一种专业照顾,它以服务对象的健康为中心。只有为服务对象提供与其文化背景相符合的护理照顾,才能减缓文化冲击和护患之间的潜在矛盾。

NOTE

二、护士在服务对象文化需求中的作用

护士是帮助服务对象减轻或克服文化休克的最重要力量。当服务对象出现生理、心理或精神问题时,护士要理解服务对象对健康、疾病的文化信仰和价值观念。不同民族、不同地域的人们都有自己独特的习惯模式、语言和生活模式及对疾病的应对方式,只有结合他们的文化模式做出全面护理评估,才能提供个体化的整体护理。

(一)护士在多元文化护理中的作用

随着护理理论体系的形成,护士角色向复合角色发展,在多元文化护理中,护士的作用主要有以下几点。

1.综合管理 护士有责任管理及组织服务对象护理的全过程,在住院服务对象的护理过程中可采取多方面的护理措施,如饮食护理、心理护理、支持护理等综合护理方法,使服务对象尽快适应医院文化环境。

2.教育咨询 服务对象有获得自己疾病相关信息知识的需求,护士应根据服务对象的文化背景(如接受能力、知识水平),有目的、有计划、有步骤地对服务对象进行健康宣教。

3.健康促进 文化护理的目的之一就是调动服务对象的主观能动性,配合服务对象的文化需求,调动服务对象的参与意识,使服务对象积极配合治疗和护理,采取健康促进的自护行为,对疾病的治疗和预后充满信心。

4.心理疏导 在文化护理过程中出现文化休克时,应对服务对象进行心理疏导,使其理解、接受文化护理。

5.整体协调 实施文化护理时,不仅要考虑服务对象本人的情况,还要评估其家庭、社会背景,争取得到各方面的支持和帮助,注意协调护理过程中所涉及的各种人员之间的关系,帮助服务对象适应医院的文化环境,保证高质量的护理。

(二)帮助服务对象融入医院的文化环境

服务对象因病进入陌生的医院环境,可能出现不同程度的文化休克。我国是多民族国家,幅员辽阔,人们所处的社会和文化环境各不相同,生活方式、宗教信仰、价值观等也不相同。因此,护士应尊重不同文化背景下的服务对象的文化要求、健康观、信仰和行为方式,为其提供全方位、多层次、高水平、有效的护理服务,以预防和减轻住院服务对象的文化休克,帮助其尽快适应医院的文化环境。

1.帮助服务对象尽快熟悉医院环境 护士应热情、主动地进行入院介绍,使服务对象尽快熟悉和了解医院、病区、病室的环境、设备、工作人员、规章制度等医院相关的文化环境。

2.尽量少用专业术语 在医院环境中,医护人员常用的一些医学专业术语,如医疗诊断名称、化验检查报告、治疗和护理过程中的简称等,经常会使服务对象迷惑不解,感到恐慌,甚至产生误会而造成与医护人员之间的沟通障碍,加重住院服务对象的文化休克。因此,护士应该使用通俗易懂的语言及非语言方式,对诊断、治疗、医学术语进行详尽的解释,尽量避免直接、大量使用医学术语,以减轻服务对象对医院和疾病的焦虑、恐惧,帮助其尽快适应医院的文化环境。

3.采取符合服务对象文化背景的护患沟通方式 不同文化经历者对沟通交流的期待和方式不同,而有效的沟通需要双方分享彼此的想法和感受。因此,护士应掌握和理解服务对象及其家庭的文化背景、沟通方式、对角色及护患关系的期望、对健康和疾病的态度等,这样才能与服务对象进行有效的沟通,满足服务对象对文化的需求,取得服务对象的信赖和合作,建立良好的护患关系,帮助其预防和减轻住院引起的文化休克。

（三）提供适合服务对象文化环境的护理

当服务对象从熟悉的文化环境中来到陌生的医院环境中时，因受到陌生文化冲击会产生生理和心理上的失衡。作为护士，既要有责任心和同情心，还要注重服务对象的文化背景、工作性质、生活习惯、宗教信仰等多元文化的因素，增强自身的人文知识和文化素养，将护理工作与服务对象的文化背景密切结合，提供适合服务对象文化需求的全方位、高水平的护理服务。

1. 理解服务对象的就医行为 不同的文化背景会影响服务对象的就医行为。护士应首先了解服务对象对医院、医生、护士的看法和态度，结合服务对象对治疗和护理的期待进行护理。例如，临床有些服务对象缺乏医学知识，轻视护理效果，认为只要舍得花钱治病就可以了。殊不知临床上有许多身心疾病单靠吃药往往不能解决健康问题。因此，护士应该根据具体情况进行健康宣教，以取得服务对象的理解与合作。

2. 明确服务对象对疾病的心理和行为反应 不同文化背景的服务对象对疾病的心理和行为反应各不相同。护士在实施护理的过程中，应动态地了解服务对象的健康问题，以及服务对象对健康问题的发表和陈述方式。不同性别的人表达悲伤的方式不同，男人多用沉默来怀念逝者，女人则多哭泣并需要别人的安慰和支持。在东方文化背景下，人们的心理挫折无法表露时，往往将它压抑下来，以"否认""合理化""外射"等心理防卫机制来应对，或以身体的不适如头痛、无食欲、胸口发闷等作为就医的原因。但如果医护人员进一步询问，大多数服务对象会说出自己内心的困扰、人际关系和文化冲突。此时护士不应该直接指出服务对象存在的是心理问题，而应该在建立良好护患关系的基础上，进一步明确服务对象的社会心理问题所在，制订相应的护理措施，与服务对象及其家属共同完成护理活动。

3. 尊重服务对象的风俗习惯 不同民族在饮食习惯方面各具特色。为服务对象提供适合其文化环境的护理服务，首先要在饮食方面充分尊重服务对象的风俗习惯，提供适合不同民族习惯的饮食护理，不要触犯服务对象的特殊忌讳和民族习俗。此外，在病情观察、疼痛护理、临终护理、尸体护理和悲伤表达等方面要尊重服务对象的文化模式。

4. 合理利用社会支持系统 社会系统和家庭的支持可以降低服务对象的不良心理反应，提高其心理健康水平，提高服务对象对治疗的依从性。护士应了解服务对象的家庭结构、家庭关系、教育方式等信息，鼓励服务对象的亲人、朋友或同事对其进行疏导、安慰，利用家庭系统的力量预防或减轻文化休克的症状。如住院儿童的护理中，可充分利用其父母的爱心和责任心，依靠他们帮助住院儿童克服孤独感，应对及解决问题。

5. 注意价值观的差异 不同民族和文化背景下，产生不同的生活方式、信仰、价值观，护士应注意不同文化背景的服务对象的价值观念差异。例如，中国人主张"孝道"，为了尽孝，对住院老人往往照顾得无微不至，包揽了所有生活护理，使老人产生依赖思想，丧失了自我、自立，作为护士应顺应老年患者及其家属的价值观念，满足他们的自尊心和愿望。

6. 重视服务对象的心理感受 不同文化背景的服务对象对同一问题有不同的解释和理解，护士不能因为服务对象使用了与自己不同的文化模式来解释事情的发生及健康问题就取笑服务对象，甚至认为服务对象不可理喻而不理睬。

综上所述，文化是一定历史、地域、经济、社会、政治的综合反映。不同民族、不同文化环境产生的不同的行为规范，导致不同的社会发展。护理学是一门边缘、交叉学科，是以社会科学、自然科学等多领域知识为理论基础的综合性应用科学。随着社会的发展，护理学已经逐步成为以人的健康为中心，研究自然、社会、文化教育、心理等多因素对人的健康的影响，从而进行整体护理的学科。作为护士，既要有责任感、同情心，更要关注护理对象的文化背景、工作性质、生活习惯、宗教信仰等多元文化的因素，增加自身的人文知识和文化素养，将护理工作与服务对象及其文化背景密切结合，提供适合服务对象文化需求的高质量的护理服务。

NOTE

第十章
目标测试

讨论与思考

1.你是否有过文化休克的体验？症状有哪些？

2.文化背景对护理产生哪些影响？

3.如何提供适合服务对象文化环境的护理？

小结

　　不同文化背景的人或群体，由于各自文化中的语言符号、认知体系、规范体系、社会组织、物质产品的不同，他们的价值观念、生活方式、风俗习惯和宗教信仰也是不同的。当他们因为疾病而住进医院，从原来所熟悉的生活及工作环境进入陌生的医院环境时，常常会由于态度、信仰差异而出现危机与陌生感，出现焦虑、失眠、恶心、心率加快、心神不定、恐惧、沮丧等生理症状，发生文化休克，为避免文化休克的发生或减轻发生后的症状，应从多方位的角度满足服务对象的需求，评估服务对象的宗教、种族、性别、职业、经济、社会等文化背景，理解他们在一定的文化背景下产生的行为，制订符合个体化的整体护理计划，从而提供相应的文化护理，满足服务对象生理、心理及社会文化的需求。

（哈斯其木格）

NOTE

第十一章　护理与法律

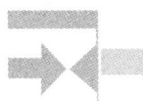

▶▶ ▶

学习目标

1. 熟悉卫生法的原则、特点及法律责任。
2. 掌握医疗事故的不同级别。
3. 掌握护士的法律责任。
4. 掌握护理工作中法律问题的防范。
5. 结合世界各国护理立法概况，分析护理立法的意义。
6. 学会查找资料，说明提高护士法律意识和知识的不同策略。

案例导入

出生仅 7 小时的患儿小可出现了新生儿呼吸窘迫综合征，医院立即采用了吸氧等抢救手段。10 天后，患儿脱离生命危险，但眼睛光感很差，后鉴定为双眼视力下降，属三级残疾。患儿父母以医疗事故为由，将医院告上法庭。该医院是否承担一定的法律责任？面对紧急情况时，怎么做才是合法的？

分析提示：

学生应熟悉《医疗事故处理条例》《护士条例》，明确护理职责和护士责任，清楚何种情况属于医疗事故，何种情况不属于医疗事故。

护理工作是卫生事业发展的重要组成部分。护士在实践工作中，由于工作情境及服务对象的特殊性和复杂性，有时很难分辨行为或事件的正确与错误、合法与非法。此外，在我国社会经济文化迅速发展的影响下，人们自身的健康需求和法律维权意识不断增强，护士在实践工作中所涉及的法律问题日益增多。因此，学习有关法律知识，可以使护士了解与自身工作密切相关的各种法律规范，正确认识自己在护理工作中应享有的权利及承担的义务，以法律的手段有效维护服务对象及自身的权利，避免法律纠纷的发生，提高护理服务质量，为促进我国卫生事业的发展做出应有的贡献。

第一节　中国的法律体系及医疗卫生法规

护理是人类生存的需要，自从有了人类，就有了护理活动。护理活动从对个体实施简单的生活照顾，转变为视个体为生物、心理、社会等多种因素构成的开放性有机整体，以科学理论为依据提供生理、心理、社会等方面的帮助和照护。护理实践活动的变化与人类文明进步密切相关。护理学的发展经过了漫长的历史时期，了解护理学的发展、形成过程，对促进护理学发展有着重要的意义。

NOTE

一、中国的法律体系及立法程序

(一)中国的法律体系

法律体系指一国现行法律规则和原则按一定的逻辑顺序组合起来的整体,法律体系的基本构件是法律部门。法律规则指具体的法律和法律条文,原则指创建法律的指导思想与理论的概括性内容。法律体系具体可划分为部门法律体系、法律的效力等级体系、实体法与程序法体系。

1.部门法律体系 部门法律体系又称为部门法或法律部门,指依据一定的划分标准与原则所归纳的同类法律规范的总称。

部门法律体系以法律调整的社会关系的不同性质作为主要的划分标准。我国现行部门法律包括宪法、政治法、行政法、刑法、民法、经济法、劳动法、社会保障法、科教文卫法、自然资源与环境保护法、婚姻家庭法、军事法、诉讼法、特别行政区法。

2.其他体系 法律的效力等级体系以法律的效力位阶的不同作为主要划分标准。我国法律的效力等级大体分7个层次:第一位是宪法;第二位是法律(全国人大和人大常委会制定);第三位是行政法规(国务院制定);第四位是省级地方性法规(省级人大制定)、部门规章(国务院各部委制定);第五位是省级政府规章(省级人民政府制定);第六位是省会城市和国务院批准的较大市地方性法规(省会城市和较大市人大制定);第七位是省会城市和国务院批准的较大市的政府规章(该级人民政府制定)。

实体法与程序法体系指程序法的设定以实现实体法为目的,其相互关系具有目的和手段、内容与形式相对应的有机整体。实体法与程序法是以法律的实质及其适用性、施行的手续作为分类标准的。

(二)中国的法律形式

根据宪法及有关法律规定,我国的法律形式有宪法、法律、最高行政机关的行政法规和其他规范性文件、地方性法规、民族自治地方的自治条例和单行条例以及特别行政区的法律和法规。

(三)中国的立法程序

立法程序是国家有关机关制定、修改、废除法律时所必须遵循的法定程序及方式,根据我国宪法及法律的有关规定,我国的立法程序包括法律议案的提出、法律草案的讨论及审议、法律草案的通过、法律的公布四个步骤。

二、医疗卫生法

(一)医疗卫生法的概念

医疗卫生法是由国家制定或认可,并由国家强制力保证实施的关于医疗卫生方面法律规范的总和,是我国法律体系的一个重要组成部分。它通过规定、调整和确认人们在医疗活动中的各种权利与义务,以保护和发展各种良好的医疗法律关系和医疗卫生秩序。医疗卫生法的表现形式既有国家立法机关正式颁布的规范性文件,也有许多非正式立法机关颁布发行的在其所辖范围内普遍有效的规范性决定、条例、办法等。

(二)医疗卫生法的特点

1.以保护公民的健康权利为宗旨 医疗卫生法的主要作用是维护公民的健康。通过保证公民享有国家规定的健康权和治疗权,惩治侵犯公民健康权利的违法行为来保护公民的健康。

2.技术规范和法律相结合 医疗卫生法将防治疾病、保护健康的客观规律加以法律化,使其成为人人必须遵守的规则,以求最大限度地趋利避害。对不遵从医疗卫生法的医疗卫生技术规范,造成严重后果者,将施以严惩。

3.调整手段多样化 维护健康是一项非常复杂的工程,涉及复杂的社会关系及一系列技术问题,包括生活环境的状况、防治疾病的技术、爱国卫生运动等。因此,医疗卫生法吸收并利用其他部门的法律,如行政法、民法、刑法等多样化的调节手段。

（三）医疗卫生法律关系的构成

法律关系的构成必须具备主体、客体、内容三个相互关联的基本要素,医疗卫生法也不例外。

1.医疗卫生法律关系的主体 医疗卫生法律关系的主体指医疗卫生法律关系的参与者,具体指享受权利、承担义务的单位及个人,包括卫生行政部门、医疗卫生保健机构,与医疗卫生单位发生直接或间接关系的企事业单位,我国公民及境内的外国公民。

2.医疗卫生法律关系的客体 医疗卫生法律关系的客体指医疗卫生法律关系主体权利和义务的指向对象,医疗卫生法最高层次的主体是生命和健康,医疗卫生法的最终目的是保护人们的生命和健康,对预防疾病、诊疗疾病、护理、优生保健等方面都有具体的规定。医疗卫生具体法律关系具有各自的客体,如在药品生产中,药品是客体;在护理服务活动中,各种护理行为就是客体。

3.医疗卫生法律关系的内容 医疗卫生法律关系的内容指医疗卫生法律关系的主体依法享有的权利及承担的义务,是法律关系的基础。如护士的权利是依法实施护理服务,并获得相应的报酬,其义务是为服务对象提供及时、准确的护理服务。如果护士不履行或没有按要求履行其义务,将承担相应的后果。

（四）医疗卫生违法行为及法律责任

医疗卫生违法行为指个人、组织所实施的违反医疗卫生法律、法规的行为,从违反法律性质来看,可分为医疗卫生行政违法、医疗卫生民事违法和医疗卫生刑事违法行为。违法行为由于违反法律规定,侵犯了医疗卫生法律、法规所保护的社会和个人的利益,必须承担相应的法律责任。可见,医疗卫生法律责任指违反医疗卫生法的个人或单位所应承担的、带有强制性的责任。根据违法行为和法律责任的性质及法律责任承担的方式不同,可分为行政责任、民事责任及刑事责任。

1.行政责任 行政责任指个人、组织实施违反医疗卫生法律、法规的一般违法行为而承担的法律后果。行政责任分为医疗卫生行政处罚和医疗卫生行政处分。行政处罚指医疗卫生行政机关对违反卫生法律、法规、规章,对应受制裁的违法行为,做出的警告、罚款、没收违法所得、责令停产停业、吊销许可证以及卫生法律、行政法规规定的其他行政处罚。行政处分是医疗卫生行政机关对违反法律、法规的下属工作人员实施的纪律惩罚,包括警告、记过、记大过、降级、开除等。

2.民事责任 民事责任指根据民法及医疗卫生专门法律规范的规定,个人或组织对实施侵害他人人身、财产权的民事违法行为应承担的法律后果。民事责任的特点:①民事责任主要是一种救济责任。②民事责任主要是一种财产责任。③民事责任主要是一方当事人对另一方的责任,在法律允许的条件下,多数民事责任可以由当事人协商解决。

3.刑事责任 刑事责任指行为人实施了犯罪行为,严重侵犯了医疗卫生管理秩序及公民的人身健康权而依刑法应当承担的法律后果。医疗卫生法上的犯罪主体多为特定主体,这种主体既包括由违法行为造成严重后果的个人,也包括由违法行为造成严重后果的单位或单位的直接责任人。刑事责任不同于民事责任和行政责任,从概念上可以看出,刑事责任是行为人违反了刑法,构成了犯罪,所应该承担的刑事法律责任。如果行为人的行为危害不大,达不到构成犯罪的标准时,只能追究其行政责任。

NOTE

（五）医疗事故及处理

在医疗护理工作中,由于医护人员的业务技术水平、判断能力以及医疗机构的管理制度不健全等方面的原因出现医疗缺陷、失误以致造成医疗事故。为了正确处理医疗事故,保护患者、医护人员及医疗机构的合法权益,维护正常的医疗秩序,保障医疗安全,世界各国都制定了相应保障措施。在西方国家,医护人员与患者之间是契约关系,一旦发生医疗事故,多要追究法律责任。因此,西方很多国家都颁布了医疗事故法。1987 年 6 月 29 日,国务院颁布了《医疗事故处理办法》,这是我国第一个全国性的关于医疗事故处理问题的行政法规,具有里程碑的意义,该法规对如何保障医护人员的合法权益和维护医疗单位的正常秩序做出了明确规定,同时也有相应的条款保护患者的合法权益。法规的颁布和实施使我国对医疗事故的处理走上了规范化、法制化的轨道,对于保障患者和医护人员的合法权益,维护医疗单位的工作秩序,促进医疗卫生事业的发展具有重要意义。但随着我国市场经济的发展,以及社会的不断进步,作为计划经济时代制定的《医疗事故处理办法》经过 20 多年的运行,已经明显不能适应社会的需要,在此背景下,2002 年 4 月 4 日,国务院颁布了《医疗事故处理条例》,自 2002 年 9 月 1 日起施行(附录 C)。对医疗事故的概念做了重新地界定,扩大了它的范围。同年卫生部根据该条例制定了《医疗事故分级标准(试行)》《医疗事故技术鉴定暂行办法》。

1. 医疗事故　医疗事故指医疗机构及其医护人员在医疗活动中,违反医疗卫生管理法律、行政法规、部门规章和诊疗护理规范、常规,过失造成患者人身损害的事故。医疗事故构成要件包括以下几点。

(1)医疗事故的责任主体是经过考核及卫生行政部门批准或承认取得相应资格的各级各类合法的医疗机构及其医护人员。

(2)医疗机构及其医护人员违反了医疗卫生管理法律、法规和诊疗护理规范、常规。

(3)医疗事故的直接行为人在诊疗护理中存在主观过失,即行为人应当知道相关知识、规定及后果而不知道或虽然知道但轻信可以避免出现有危害的后果。

(4)患者存在人身损害后果,包括患者死亡、残疾、组织器官损伤导致功能障碍等。

(5)医疗行为与损害后果之间存在因果关系。过失行为与后果之间存在因果关系是判定是否属于医疗事故的一个重要方面。虽然存在过失行为,但是并没有给患者造成损害后果,不应该视为医疗事故;虽然存在损害后果,但是医疗机构和医护人员并没有过失行为,也不能判定为医疗事故。

具有下列六种情况之一的,不属于医疗事故:①在紧急情况下为抢救危重患者生命而采取的紧急医学措施造成了不良后果的。②在医疗活动中由于患者病情异常或患者体质特殊而发生医疗意外的。③在现有医学科学条件下,发生无法预料或者不能防范的不良后果的。④无过错输血感染造成不良后果的。⑤因患者原因延误诊疗导致不良后果的。⑥因不可抗力造成不良后果的。

2. 医疗事故的分级　为了科学划分医疗事故等级,正确处理医疗争议,我国根据《医疗事故处理条例》,制定了医疗事故分级标准,本标准根据对患者人身造成的损害程度,将医疗事故分为四级。

(1)一级医疗事故:造成患者死亡、重度残疾,可分为甲、乙两等。重度残疾是指重要器官缺失或功能完全丧失,其他器官不能代偿,存在特殊医疗依赖,生活完全不能自理的情形。如植物人状态;极重度智力障碍;临床判定不能恢复的昏迷;临床判定自主呼吸功能完全丧失,不能恢复,靠呼吸机维持;四肢瘫痪,肌力 0 级,临床判定不能恢复等。

(2)二级医疗事故:造成患者中度残疾、器官组织损伤导致严重功能障碍,可分为甲、乙、丙、丁四等。如器官缺失或功能完全丧失,其他器官不能代偿,可能存在特殊医疗依赖,或生活大部分不能自理。

(3)三级医疗事故:造成患者轻度残疾、器官组织损伤导致一般功能障碍,可分为甲、乙、丙、丁、戊五等。如面部轻度毁容,膀胱大部分缺损。

(4)四级医疗事故:造成患者明显人身损害的其他后果的医疗事故。如面部轻度色素沉着或脱失,拔除健康恒牙等。

3. 医疗事故的处理   医疗机构应当制定防范、处理医疗事故的预案,预防医疗事故的发生,减轻医疗事故的损害。当发生或发现医疗事故时,应正确处理。

(1)医疗事故的报告:医护人员在医疗活动中发生或者发现医疗事故、可能引起医疗事故的医疗过失行为或者发生医疗事故争议的,应当按照规定逐级报告。负责医疗服务质量监控的部门或者专(兼)职人员接到报告后,应当立即进行调查、核实,将有关情况如实向本地医疗机构的负责人报告,并向患者通报、解释。发生重大过失行为的,医疗机构应当在 12 小时内向所在地卫生行政部门报告,如导致患者死亡、二级以上的医疗事故、导致 3 人及以上人身损害后果等情形。

(2)医疗事故的技术鉴定:启动医疗事故技术鉴定程序有两种方式,一是卫生行政部门移交鉴定,卫生行政部门接到医疗机构关于重大医疗过失行为的报告或者医疗事故争议当事人要求处理医疗事故争议的申请后,对需要进行医疗事故技术鉴定的,应当交由负责医疗事故技术鉴定工作的医学会组织鉴定。二是医患双方共同委托鉴定,医患双方协商解决医疗事故争议,需要进行医疗事故技术鉴定的,由双方当事人共同委托负责医疗事故技术鉴定工作的医学会组织鉴定。医学会组织专家鉴定组,依照相应法律法规,运用科学原理和专业知识,独立进行医疗事故技术鉴定。

(3)医疗事故的行政处理及监督:卫生行政部门应当根据相关的法律、法规,对发生医疗事故的医疗机构和医护人员做出行政处理,包括行政处罚和行政处分。卫生行政部门对参加鉴定的人员资格和专业类别、鉴定程序进行审核;必要时,可以组织调查,听取医疗事故争议双方当事人的意见。

(4)医疗事故的赔偿与处罚:发生医疗事故的赔偿等民事责任争议后,医疗机构和患者可以采取三条基本途径解决争议:①医患双方平等、自愿协商、自行解决争议。这一途径比较常用,它可以快捷、有效化解矛盾,解决争议,因此,双方协商解决争议是三条途径中首选的。

②医患双方当事人向卫生行政部门提出调解申请,请求卫生行政部门对赔偿问题进行调解。这条途径是在医患双方不同意协商或者协商达不成一致意见的基础上,双方当事人的选择。

③医疗机构和患者可以直接向人民法院提起民事诉讼。医疗事故的赔偿应当考虑医疗事故的等级、医疗过失行为在医疗事故损害后果中的责任程度、医疗事故损害后果与患者原有疾病状况之间的关系。赔偿的具体数额,在考虑以上三个方面因素后确定。根据医疗事故的等级和情节,卫生行政部门给予发生医疗事故的医疗机构警告,情节严重者,限期停业整顿或吊销执业许可证,对于负有责任的医护人员依法给予处分或追究刑事责任。

从医疗事故的定义可知医疗事故的主体是医疗机构及其医护人员,可见医疗事故已包含了护理事故。如果要对护理事故进行定义,那么可以推论因护理原因导致的事故就是护理事故,护理事故的分级及处理可参考《医疗事故处理条例》。

《医疗事故处理条例》在处理医疗事故纠纷及其民事赔偿方面起到了很大的作用,但随着《中华人民共和国侵权责任法》从 2010 年 7 月 1 日开始施行,关于医疗事故损害案件的纠纷处理就在客观上面临着两种规范路径,即《医疗事故处理条例》和《中华人民共和国侵权责任法》。2020 年 5 月 28 日,十三届全国人大三次会议表决通过了《中华人民共和国民法典》,自 2021年 1 月 1 日起施行。《中华人民共和国侵权责任法》同时废止。在《中华人民共和国民法典》中

NOTE

使用了"医疗损害"一词,它涵盖了《医疗事故处理条例》所述的"医疗事故"与"非医疗事故",扩大了医疗事故的赔偿范围。

第二节　护　理　法

随着我国法制制度的健全,人们的法制观念日益增强,护士在对服务对象护理过程中势必会产生各种各样的社会关系,而法律为规范及调节各种社会关系提供了强有力的保证。

护理法是调整护理过程中形成的社会关系的法律规范的总称。这种关系涉及护士与患者、医疗机构、医师、医疗技术人员、其他合作者以及社会等因护理服务所形成的各种关系。护理法不仅包括直接对护理活动进行规范的法律、法规,还包括与护理活动相关的其他法律法规。护理法既包括国家立法机关制定的护理法规,也包括地方政府的有关法令。由于护理法具有法规的性质,所以各项内容均属强制性。随着管理科学的发展,采用立法的方式强化执行指令,对护理工作有约束、监督和指导的作用。

一、护理立法的意义

通过立法的形式对护理执业进行管理是一种十分有效的方法,护理立法的意义包括以下几点。

(一)促使护理管理法制化,保障护理安全

通过护理法的实施,保证了上岗护士的基本素质,使一切护理执业活动及行为均以法律为规范,做到有章可循、有法可依、违法必究,将护理管理纳入法制化的轨道,从而保证了护理工作的稳定性及连续性,防止护理差错、事故的发生,保证了护理工作的安全,有利于提高护理质量。

(二)促进护理教育及护理学科的发展

护理法集中最先进的法律思想及护理观念,为护理专业人才的培养和护理活动的开展制定了法制化的规范及标准,使护理工作中有时难以分辨的正确与错误、合法与非法等工作问题,在法律的规范下得到统一,促进了护理专业向现代化、专业化、科学化、标准化的方向发展。

(三)促进护士不断学习和接受培训

以法律的手段促进护士不断学习和更新知识,促进了护理专业的整体发展。如美国的护理法明确规定:国家认可的合格护士执业执照有效期仅为 1 年,护士必须每年接受一定的继续教育,每年参加国家资格考试,更换新的执照。我国实行的《护士条例》也规定,护士执业注册有效期为 5 年,各省市都有相应的继续教育规定。

(四)有利于维护护士的权利

通过护理立法,确立了护士的地位、作用和职责范围,使护士在从事正常护理工作的权利、履行自己的法定职责等方面最大限度地受到法律的保护。同时护理法也明确了各级卫生行政部门、医疗机构在护士的使用、培养、待遇和管理等方面的责任,增强了护理从业人员的使命感和安全感,激励他们充分发挥自己的才能,尽心、尽力、尽职地为公众服务。

(五)有利于维护患者及所有服务对象的正当权益

护理法向护士及公众展示了其各项法律条款,对违反护理准则的行为,患者有权依据这些条款追究护士的法律责任。如护理法规定了护士应尽最大努力履行治病救人的义务,无法律许可,不得以任何借口拒绝护理或抢救患者;不得侵犯服务对象的权利等。总之,护理法有利

于最大限度地维护患者及一切服务对象的合法权益。

二、护理法的种类及基本内容

(一)护理法的种类

从广义的护理法概念而言,我国护理工作所遵行的法律法规范围广阔,如医疗卫生管理法律、行政法规、部门规章和诊疗护理规范、常规等,基本上可以分为以下几类。

1. 国家主管部门通过立法机构制定的法律、法令 可以是国家卫生法的一部分,也可以是根据国家卫生基本法制定的护理专业法。目前我国最高的护理专业法是由国务院颁布的,2008 年 5 月 12 日起施行的《护士条例》。

2. 根据卫生法,由政府或地方主管部门制定的规章制度及规范性文件 它包括各种与护理相关的法规条款,如由卫生部颁布,2008 年 5 月 12 日起施行的《护士执业注册管理办法》等。

3. 专业团体的规范标准 由政府授权护理专业团体如中华护理学会,根据法律所制定的各种护理标准、操作规范及护理实践的规定、章程、条例等。它清楚地向公众表达了护士在法律允许的范围内能做什么、不能做什么,各种操作应该如何去做,其规范要求是什么等。

4. 工作机构的有关要求、政策及制度 各级医疗机构一般都有针对护理工作的详细而具体的规章制度,包括护理工作规范要求和护理标准手册等。护士应该熟知自己工作单位的要求、政策及制度,并严格按照护理标准实施护理。

除上述四类外,国家的其他与护理实践有关的法律法规,如劳动法、教育法、职业安全法,或医院所制定的相关规章制度,也对护理实践具有重要的规范作用。

(二)护理法的基本内容

根据国际护士会制定的《系统制定护理法规的参考性指导大纲》的规定,各国制定护理法时,应包括的基本内容有总纲、护理教育、护士注册、护理服务四大部分。

1. 总纲部分 阐明护理法的法律地位、护理立法的基本目标、立法程序的规定,护理的定义、护理工作的宗旨与人类健康的关系及其社会价值等。

2. 护理教育 包括教育宗旨、教育种类、专业设置、学制和课程设置标准、审批程序、注册和取消注册的标准和程序等,也包括对要求入学的护生的条件、教学质量评估体系等。

3. 护士注册规定 包括有关护士注册种类、注册机构、本国或非本国护士申请注册的标准和程序,从事护理服务的资格等详细规定。

4. 护理服务规定 包括护士的分类命名,各类护士的职责范围、权利义务、管理系统以及各项专业工作规范、各类护士应具备的专业能力、护理服务的伦理学问题等,还包括对违反这些规定的护士进行处理的程序和标准等。

三、护理法律责任

在医疗护理活动中,服务对象与医疗机构之间实际上形成了一种医疗护理服务合同关系。从我国现有的法律规定来看,护士执业行为既是一种民事法律行为,也是一种行政法律行为。因此,护士执业过程中违反有关法律法规,医疗机构和护士即会被追究相应的行政责任、民事责任、刑事责任。

(一)行政责任

护理行政责任可理解为护理行政法律关系主体由于护理行政违法行为或某些特定的护理法律事实的出现所应承担的具有惩戒或制裁性的法律后果。所以护理行政责任是基于护理行政管理而产生的一种法律责任。根据《护士条例》第三十一条规定,护士在执业活动中有下列

NOTE

情形之一的,由县级以上地方人民政府卫生主管部门依据职责分工责令改正,给予警告;情节严重的,暂停 6 个月以上 1 年以下执业活动,直至由原发证部门吊销其护士执业证书:①发现患者病情危急未立即通知医生的。②发现医嘱违反法律、法规、规章或者诊疗技术规范的规定,未依照本条例第十七条的规定提出或者报告的。③泄露患者隐私的。④发生自然灾害、公共卫生事件等严重威胁公众生命健康的突发事件,不服从安排参加医疗救护的。

如果护士的行为造成患者严重人身损害,构成医疗事故时,根据具体情况必须承担相应的法律责任。

(二)民事责任

护理民事责任指在护理活动过程中,未尽护理义务,侵犯服务对象的生命健康权益时应承担的民事法律后果。构成护理民事责任的要件包括:①护理民事责任的行为主体和责任主体是统一的,都不是医护人员,而是医疗机构。因为医疗机构在进行护理活动的过程中,护士的护理行为是履行医疗机构法人职务的行为,护士在护理活动中的过错,也就是医疗机构本身的过错,对此给患者造成的损害和损失,应当由医疗机构来承担。②存在护理过失行为。③造成服务对象损害。④护理过失行为与损害之间存在因果关系。

护士承担民事责任的方式根据《中华人民共和国民法通则》的规定执行。卫生法律法规所涉及的民事责任的方式主要是赔偿,包括财产损害赔偿和精神损害赔偿。

(三)刑事责任

护理刑事责任指行为人因其犯罪行为必须承担的,由司法机关代表国家所确定的否定性法律后果。《中华人民共和国刑法》第三十三条、第三十四条提出,刑罚分为主刑和附加刑。主刑包括管制、拘役、有期徒刑、无期徒刑和死刑,附加刑包括罚金、剥夺政治权利和没收财产。附加刑也可以独立适用。

护理刑事责任的相关规定包括:①《中华人民共和国刑法》第三百三十五条规,医护人员由于严重不负责任,造成就诊人死亡或者严重损害就诊人身体健康的,处 3 年以下有期徒刑或者拘役。②《护士条例》第二十七条规定,卫生主管部门的工作人员未依照本条例规定履行职责,在护士监督管理工作中滥用职权、徇私舞弊,或者有其他失职、渎职行为的,依法给予处分;构成犯罪的,依法追究刑事责任。③扰乱医疗秩序,阻碍护士依法开展执业活动、侮辱、威胁、殴打护士,或者有其他侵犯护士合法权益行为的,由公安机关依照治安管理处罚的规定给予处罚;构成犯罪的,依法追究刑事责任。

第三节 护理工作中的法律问题

患者接受护理及护士从事护理活动都受到法律的保护,侵犯了患者和护士的正当合法权益就要受到法律的制裁。护理工作中的这种法律关系是国家保护每个公民正当权益的体现,也是社会文明的具体表现。

一、护士执业的法律依据

护士应准确了解其职责的法律范围,根据自己所受的专业教育及专业团体的规范要求,熟知各项护理工作的原理及效果,并明确哪些工作可以独立执行,哪些工作必须有医嘱或在医生的指导下进行,防止法律纠纷的发生。护士执业的法律依据主要包括以下两个方面。

1.护士执业注册制度 法律意义上的护士指经过执业注册取得护士执业证书,依照法律规定从事护理活动,履行保护生命、减轻痛苦、增进健康职责的卫生技术人员。护士执业考试合格即取得护士执业的基本资格,考试合格者再经过护士执业注册获得护士执业证书而成为法律意义上的护士,能够从事护理工作,履行护士义务,并享有护士的权利。如果没有执业证书,对患者进行护理,造成患者严重损害者,应承担一定的法律责任,同时雇佣者也要承担相应的法律责任。

2. 护理质量标准 护理质量标准清楚地限定了护士职责的法律范围,对护士在进行护理时的要求制定出了法律的标准。护理质量标准一般来源于以下几个方面。

(1)护理法规:由国家或地方政府所制定的护理法规,向人们展示护理法的各项法律条款。对不合理或违反护理实践准则的护理行为,可依据相应的法律条款追究护士的法律责任。

(2)专业团体的规范标准。

(3)工作机构的有关要求、政策及制度。

上述所有来源的护理质量标准都具有极其重要的意义。虽然专业团体的规范标准及工作机构的有关政策和制度不具有正规的法律权威,但这些条款是保证护士及公众合法权益的依据之一,具有一定的法律效应。例如,一位护士被起诉犯有渎职罪,如果该护士严格依照上述护理质量标准实施护理,其可以以标准为依据为自己辩护,否则,如果没有严格执行质量标准,则要根据情节的轻重受到法律的制裁。

二、护士的法律责任

护士在执业过程中必须遵守职业道德和医疗护理工作的规章制度及技术规范,正确执行医嘱,观察服务对象的身心状态,对患者进行科学护理。同时,在护理实践工作中,护士有承担预防保健工作,宣传防病治病知识、进行康复指导、开展健康教育、提供卫生咨询的义务。如果护士在执业过程中违反医疗护理规章制度及技术规范,则由卫生行政部门视情节予以警告、责令改正、中止注册直至取消注册。如果护士的行为造成患者严重人身损害,构成医疗事故时,根据具体情况必须承担相应的法律责任。

1. 处理及执行医嘱 医嘱是护士对服务对象实施评估及治疗的法律依据。在执行医嘱时,护士应熟知各项医疗护理常规,各种药物的作用、副作用及使用方法,用负责的态度和专业知识对医嘱仔细核查,确认无误后,准确、及时地执行医嘱。随意篡改医嘱或无故不执行医嘱均属违法行为。如对医嘱有疑问时,护士应向医生求证医嘱的准确性;如发现医嘱有明显的错误,护士有权拒绝执行;如护士向医生指出了医嘱中的错误后,医生仍执意要求护士执行医嘱,护士应报告护士长或上级主管部门。如果护士对明知有误的医嘱不提出质疑,或由于疏忽大意忽视了医嘱中的错误,因此造成的严重后果,护士与医生共同承担法律责任。

为了保护服务对象和自己,护士在执行医嘱时应注意以下几点:①当服务对象病情发生变化时,护士应及时通知医生,并根据自己的专业知识及临床经验判断是否应暂停医嘱。②服务对象对医嘱提出疑问时,护士应核实医嘱的准确性。③慎重对待口头医嘱及"必要时"等形式的医嘱。一般不执行口头医嘱。在急诊等待情况下,必须使用口头医嘱时,护士应向医生重复一遍医嘱,确认无误后方可执行。在执行完医嘱后,应尽快记录医嘱的时间、内容,当时服务对象的情况等,并请医生及时补充书面医嘱。

2. 实施护理措施 在护理工作中,护士可能独立完成护理措施,也可能与他人合作或委派他人实施。独立实施护理措施时,应明确自己的职责范围及工作规范。若超出自己职能范围或没有遵照规范要求进行护理,而对服务对象产生了伤害,护士将负相应的法律责任。在所有的护理行为前,护士都应认真核查,确认无误后方可实施。如果护士认识到自己不能独立实施护理措施时,应请求他人协助,避免发生意外。在委派他人实施护理时,委派者应做到心中有数,必须明确被委派人有胜任此项工作的资格、能力及知识;否则,由此产生的后果,委派者负有不可推卸的责任。

3. 护理记录　各种护理记录既是医生观察诊疗效果、调整治疗方案的重要依据,也是衡量护理质量高低的标准之一。在医疗纠纷案件中实行举证倒置,医疗机构需要承担一定的举证责任。因此,如何保全和提供证据,防范可能出现的医疗纠纷是护士必须面对的问题。我国《医疗事故处理条例》第十条规定:患者有权复印或复制其门诊病历、住院志、体温单、医嘱单、化验单、医学影像检查资料、病理资料、护理记录以及国务院卫生行政部门规定的其他病历资料。《中华人民共和国民法典》第一千二百二十五条规定:医疗机构及其医护人员应当按照规定填写并妥善保管住院志、医嘱单、检验报告、手术及麻醉记录、病理资料、护理记录等病历资料。患者要求查阅、复制前款规定的病历资料的,医疗机构应当及时提供。

这一重大举措意味着由医院保管、患者及其家属不能翻阅的内部资料将全部向患者公开。在出现医疗纠纷时,病历将作为原始记录成为法律部门进行技术鉴定、司法鉴定、判断是非、分清责任的法律依据,护理记录作为医疗文件的组成部分,具有重要的法律意义。如发生医疗纠纷,或患者涉嫌刑事案件时,完整而可靠的护理记录提供诊治的真实经过,成为重要的法律证据和线索。因此,各种护理记录应及时、客观、准确和完整,在书写过程中出现错字,应用双画线划在错字上,不能采用刮、粘、涂等方法掩盖或去除原来的字迹。若抢救急危重患者,未能及时书写病历的,在抢救结束后 6 小时内及时补记,并就此情况加以说明。任何丢失、隐匿、篡改、添删、伪造或销毁原始记录的行为都是违法的。

4. 患者入院与出院　医院接收患者入院的唯一标准是病情的需要。当护士接待急需抢救的危重患者时,应以高度的责任心,全力以赴地创造各种抢救条件,配合医生及其他医护人员对患者进行救治。若因护士拒绝、不积极参与或工作拖沓而使患者致残或死亡,责任人可被起诉,以渎职罪论处。

多数患者病情好转或痊愈后会根据医生的建议出院,护士应按照医院的规章制度为患者办理出院手续。也有少数患者拒绝继续治疗而自动要求出院,护士应做耐心的说服工作。若患者或其法定的监护人执意要求出院,则应该让患者或其法定监护人在自动出院一栏签字,同时做好护理记录。

5. 麻醉药品及物品管理　麻醉药品主要指哌替啶、吗啡等药物。临床上限用于术后、晚期癌症及一些危重患者的对症处理。通常这类药物由专人锁于专柜内负责保管。护士只能凭专用的医嘱领取及应用这些药物。但手术室及一些病区为及时用药可能常备这些药物,若护士私自窃取、倒卖或自己使用这些药物,则会构成贩毒、吸毒罪。因此,医院及管理者也应对这类药物加强管理,并对护士进行法制教育,使其不要以身试法。

此外,护士在工作中还会接触各种医疗用品和设备,负责保管病区的物品或保管服务对象的一些物品。若护士利用职务之便,将这些物品据为己有,情节严重者,将受到法律制裁。

三、护生的法律责任

护生进入临床实习前,应该完全明确自己的法定职责范围,并严格按照学校及医院的要求和专业团体的操作规范进行护理工作。护生只能在专业教师和注册护士的指导下,严格按照护理操作规范对患者实施护理。如果脱离专业护士和教师的监督指导,擅自行事并对服务对象造成损害时,护生应对自己的行为负法律责任。护生的法律责任包括为临床实习做好充分的准备;熟悉所在医院的医疗护理规章制度和操作规范;对操作不熟悉或尚未做好准备时应告诉带教护士;及时向带教护士或其他相关护士汇报患者病情的变化,即使不能确定这些变化的临床意义;在患者病情发生变化,或在急诊抢救中均应及时反馈患者的病情。

带教护士对护生负有指导和监督的责任。若由于给护生指派的工作超出其能力,而发生护理差错或事故,带教护士应负有主要的法律责任,护生自己负相关的法律责任,其所在医院也应负相关的法律责任。

四、护理工作中法律问题的防范

护理工作关系公众的健康,随着医学高科技的迅速发展,护理专业技术水平也得到了快速发展,由此带来的护理工作范畴的扩大和技术含量的增加,使护士面临的潜在法律问题增多。因此,必须增强护士的法律意识,强化法制观念,让护士依法执护,防止法律纠纷的发生。

1.强化法制观念 护士应强化法制观念,不断学习有关的法律知识,明确法律与护理工作的关系,做到知法、懂法、守法,并将掌握的法律知识应用到实践中去,依法从事护理工作,准确地履行护士职责。

2.加强护理管理 医院护理主管部门应加强职业资格审核,加强对护士法律意识的培训。管理者应该按照国务院卫生主管部门规定的护士配置标准合理配置人力,在杜绝无证上岗的同时减少护士超负荷工作状态,保证护士工作环境安全,使护士全身心投入到工作中去,将安全隐患最大限度地消除。同时,应采取多种形式,对护士进行法律知识培训,为护士提供接受继续教育的机会,使他们能够掌握新技术、新仪器的操作,并能及时了解最新的护理质量标准及要求。

3.规范护理行为 护士在工作中应严格执行专业团体及工作单位的护理操作规程及质量标准要求,并不断学习,以掌握最新的护理操作规程及质量标准,保证患者安全,防止法律纠纷的发生。

4.尊重服务对象的合法权益 在护理工作中应尊重服务对象的各种权利,包括隐私权、知情同意权、选择权等。护士在实施护理措施时都必须履行告知义务,在服务对象同意的情况下进行,如服务对象不接受则应尊重其意见,同时在病历中以文字的形式记录下来。同时护士应尊重患者的人格、尊严、信仰及价值观等,坦诚地与患者沟通,并注意换位思考,以自己的专业知识及能力,为患者提供高质量的身心护理,获得患者的理解与支持,建立良好的护患关系,减少法律纠纷的产生。

5.促进信息的沟通 护士应与服务对象、医生及有关医护人员沟通,及时准确地交流与治疗护理有关的情况及资料,也应澄清一些模糊不清的问题,以确保患者的安全。

6.做好护理记录 护士应及时准确地做好各项护理记录。同时也应明确护理记录是重要的法律依据,如果护士确实按照规定实施了护理措施,但没有详细的护理记录,一旦产生法律问题,便没有确凿的证据为自己辩解,同时医疗事故的举证责任倒置也需要护士做好客观、翔实的护理记录。

7.参加职业保险 职业保险是指从业者通过定期向保险公司缴纳保险费,一旦在职业保险范围内突然发生责任事故时,由保险公司承担对受损害者的赔偿。职业保险是护士保护自己从业及切身利益的重要措施之一,虽然它不能完全消除护士在护理纠纷或事故中的责任,但在一定程度上帮助护士减轻了因事故发生对护士造成的负担。

法律是强化护理管理,使护理专业走向法制化、规范化、科学化发展的重要保证。护士除具有高度的责任心、优良的服务态度、过硬的技术水平、敏锐的观察力和应急处理能力外,还应熟知国家的法律条文,主观上强化法律意识,认识到护理工作中特殊的法律问题,以法律为依据,严格要求自己,以减少和杜绝护理医疗纠纷的发生,维护服务对象及自身的正当权益。

护考考点提示

1.医疗事故及处理。
2.护理法律责任。

NOTE

127

3.护理工作中法律问题的防范。

讨论与思考

1.学习护理相关法律知识,对自己从事护理专业有何帮助?

2.根据《医疗事故处理条例》《中华人民共和国民法典》的规定,请阐述哪些情况可以免除医疗行为的法律责任。

3.商某,女,68岁,退休职工。因心绞痛入院,晨因大力排便后,突然意识丧失倒地,正在巡房的护士陈某恰巧发现,立即为商某实施心肺复苏和电除颤,但因为抢救造成商某发生气胸和皮肤灼伤,患者家属认为是陈某操作不当造成,并向护士长投诉,假如你是陈某你应如何利用法律知识进行解释?

小结

护士由于其工作环境的复杂性和特殊性,有时很难分辨护理行为的对错。现今社会经济飞速发展,服务对象的维权意识越来越强,护理工作中涉及的法律问题也越来越多。护士学习护理相关的法律知识,明确自己在工作中承担的义务和享有的权利,约束自己的行为,避免法律纠纷的发生,提高护理工作效率,有效保证护理质量。

(陆妃妃)

附　录

附录 A　入院护理评估单

（1）一般资料

姓名_____　性别_____　年龄_____　职业_____　民族_____

籍贯_____　婚姻_____　信仰_____　文化程度_____

住址_____　联系电话_____

联系人_____　关系_____　地址_____　联系方式_____

入院时间_____　　　　　　入院方式_____

入院诊断_____

入院原因_____

既往史:无/有　_____　药物依赖:无/有　_____

过敏史:无/有　_____

家族史:_____

（2）日常生活状况及自理程度

饮食:普食　软食　　半流食　流食　禁食

睡眠:正常　入睡困难　早醒　　多梦　失眠

活动:自理　受限　　瘫痪

排泄:排尿____次/日　颜色_____　尿量_____mL/24 h　尿失禁　尿潴留

　　　排便____次/日　颜色_____　性状_____　便秘　腹泻　大便失禁

嗜好:吸烟(无　偶尔　经常____年____支/日)

　　　饮酒(无　偶尔　经常____年____两/日)

（3）身体状况（健康检查）

T____℃ P____次/分　R____次/分　BP_____mmHg　身高____cm

体重____kg

神经系统

意识状态:清醒　模糊　嗜睡　昏睡　浅昏迷　深昏迷

语言表达:清楚　含糊　困难　失语

定向能力:准确　障碍

呼吸系统

呼吸方式:自主呼吸　机械呼吸

呼吸频率:____次/分 节律:规则　异常　深浅度:正常　浅　深

呼吸困难:无　轻度　中度　重度

咳嗽:无　有

NOTE

129

痰:无　容易咳出　不易咳出　颜色_____　量_____　性质_____　黏稠度_____

其他:_____

循环系统

心率:_____次/分　心律:规则　心律不齐

水肿:无　部位_____　程度(轻度　中度　重度)

消化系统

胃肠道症状:恶心　呕吐(颜色_____　次数_____　性质_____　总量_____　)

嗳气　反酸　灼伤感　腹胀　腹痛(部位_____　性质_____　)

腹部:软　肌紧张　压痛　反跳痛　包块(部位_____　性质_____　)

腹水:无　有(腹围_____　cm)

其他:_____

生殖系统

月经:正常　紊乱　痛经　月经量过多　绝经

其他:_____

认知/感觉

视力:正常　远视　近视　失明(左　右　双侧)

听力:正常　耳鸣　重听　耳聋(左　右　双侧)

触觉:正常　障碍(部位_____　)

嗅觉:正常　减弱　缺失

其他:_____

(4)心理状态

情绪状态:镇静　焦虑　恐惧　易怒　悲哀　无反应

(5)社会状况

就业状态:固定职业　失业　待业　丧失劳动力

沟通能力:正常　障碍　不愿与人交往

医疗费用:公费　自费　医保　社保　劳保　其他

与亲友关系:和睦　冷淡　紧张

倾诉对象:父母　子女　其他

家庭对患者的健康需求:很重视　满足　不能满足　忽视　需要外援_____

单位/社区支持:无/有(经济　物质　人力　精神)_____

附录 B NANDA 护理诊断一览表(2018—2020)

领域 1:健康促进(Health promotion)

类别 1:健康觉察(Health awareness)

- 娱乐活动参与减少(Decreased diversional activity engagement)
- 增进健康管理的准备度(Readiness for enhanced health literacy)
- 久坐的生活方式(Sedentary lifestyle)

类别 2:健康管理(Health management)

- 老年综合征(Frail elderly syndrome)
- 有老年综合征的危险(Risk for frail elderly syndrome)
- 缺乏社区保健(Deficient community health)
- 风险倾向的健康行为(Risk-prone health behavior)
- 健康维持无效(Ineffective health maintenance)
- 健康管理无效(Ineffective health management)
- 有健康管理改善的趋势(Readiness for enhanced health management)
- 家庭健康管理无效(Ineffective family health management)
- 防护无效(Ineffective protection)

领域 2:营养(Nutrition)

类别 1:摄食(Ingestion)

- 营养失调:低于机体需要量(Imbalanced nutrition:less than body requirements)
- 有营养改善的趋势(Readiness for enhanced nutrition)
- 母乳泌乳不足(Insufficient breast milk production)
- 母乳喂养无效(Ineffective breastfeeding)
- 母乳喂养中断(Readiness for enhanced breastfeeding)
- 有母乳喂养改善的趋势(Ineffective breastfeeding)
- 青少年进食动力不足(Ineffective adolescent eating dynamics)
- 儿童进食动力不足(Ineffective child eating dynamics)
- 婴儿受哺养动力不足(Ineffective infant feeding dynamics)
- 无效性婴儿喂养形态(Ineffective infant feeding pattern)
- 肥胖(Obesity)
- 超重(Overweight)
- 有超重的危险(Risk for overweight)
- 吞咽障碍(Impaired swallowing)

类别 2:消化(Digestion)

类别 3:吸收(Absorption)

类别 4:代谢(Metabolism)

- 有血糖不稳定的危险(Risk for unstable blood glucose level)
- 新生儿高胆红素血症(Neonatal hyperbilirubinemia)
- 有新生儿高胆红素血症的危险(Risk for neonatal hyperbilirubinemia)
- 有肝功能受损的危险(Risk for impaired liver function)

NOTE

- 有电解质失衡的危险（Risk for rlectrolyte imbalance）

类别 5:水化（Hydration）

- 有电解质失衡的危险（Risk for electrolyte imbalance）
- 有体液失衡的危险（Risk for imbalanced fluid volume）
- 体液不足（Deficient fluid volume）
- 有体液不足的危险（Risk for deficient fluid volume）
- 体液过多（Risk for deficient fluid volume）

领域 3:排泄（Elimination and Exchange）

类别 1:泌尿功能（Urinary function）

- 排尿障碍（Impaired urinary elimination）
- 功能性尿失禁（Functional urinary incontinence）
- 溢出性尿失禁（Overflow urinary incontinence）
- 反射性尿失禁（Reflex urinary incontinence）
- 压力性尿失禁（Stress urinary incontinence）
- 急迫性尿失禁（Urge urinary incontinence）
- 有急迫性尿失禁的危险（Risk for urge urinary incontinence）
- 尿潴留（Urinary retention）

类别 2:胃肠功能（Gastrointestinal function）

- 便秘（Constipation）
- 有便秘的危险（Risk for constipation）
- 感知性便秘（Perceived constipation）
- 慢性功能性便秘（Chronic functional constipation）
- 有慢性功能性便秘的危险（Risk for chronic functional constipation）
- 腹泻（Diarrhea）
- 胃肠动力失调（Dysfunctional gastrointestinal motility）
- 有胃肠动力失调的危险（Risk for dysfunctional gastrointestinal motility）
- 排便失禁（Bowel incontinence）

类别 3:皮肤功能（Integumentary function）

类别 4:呼吸功能（Respiratory function）

- 气体交换受损（Impaired gas exchange）

领域 4:活动/休息（Activity/Rest）

类别 1:睡眠/休息（Sleep/Rest）

- 失眠（Insomnia）
- 睡眠剥夺（Sleep deprivation）
- 有睡眠改善的趋势（Disturbed sleep pattern）
- 睡眠形态紊乱（Disturbed sleep pattern）

类别 2:活动/运动（Activity/Exercise）

- 有失用综合征的危险（Risk for disuse syndrome）
- 床上活动障碍（Impaired bed mobility）
- 躯体活动障碍（Impaired bed mobility）
- 借助轮椅活动障碍（Impaired wheelchair mobility）
- 坐起障碍（Impaired sitting）

- 站立障碍（Impaired standing）
- 移动能力障碍（Impaired transfer ability）
- 行走障碍（Impaired walking）

类别 3：能量平衡（Energy balance）

- 能量失衡（Imbalanced energy field）
- 疲乏（Fatigue）
- 游走状态（Wandering）

类别 4：心血管/肺部反应（Cardiovascular/Pulmonary responses）

- 活动无耐力（Activity intolerance）
- 有活动无耐力的危险（Risk for activity intolerance）
- 低效性呼吸形态（Risk for activity intolerance）
- 心排血量减少（Decreased cardiac output）
- 有心排血量减少的危险（Risk for decreased cardiac output）
- 自主呼吸障碍（Decreased cardiac output）
- 潜在危险性血压不稳定（Risk for unstable blood pressure）
- 有心脏组织灌注不足的危险（Risk for decreased cardiac tissue perfusion）
- 有脑组织灌注无效的危险（Risk for ineffective cerebral tissue perfusion）
- 外周组织灌注无效（Ineffective peripheral tissue perfusion）
- 有外周组织灌注无效的危险（Risk for ineffective peripheral tissue perfusion）
- 呼吸机依赖（Dysfunctional ventilatory weaning response）

类别 5：自我照顾（Self-care）

- 持家能力障碍（Impaired home maintenance）
- 沐浴自理缺陷（Bathing self-care deficit）
- 穿着自理缺陷（Dressing self-care deficit）
- 进食自理陷（Feeding self-care deficit）
- 如厕自理缺陷（Toileting self-care deficit）
- 有自理能力改善的趋势（Readiness for enhanced self-care）
- 自我忽视（Self-neglect）

领域 5：感知/认知（Perception/Cognition）

类别 1：注意力（Attention）

- 单侧身体忽视（Unilateral neglect）

类别 2：定向力（Orientation）

类别 3：感觉/知觉（Sensation/Perception）

类别 4：认知（Cognition）

- 急性意识障碍（Acute confusion）
- 有急性意识障碍的危险（Risk for acute confusion）
- 慢性意识障碍（Chronic confusion）
- 情绪控制失调（Labile emotional control）
- 冲动控制无效（Ineffective impulse control）
- 知识缺乏（Deficient knowledge）
- 有知识增进的趋势（Readiness for enhanced knowledge）
- 记忆功能障碍（Impaired memory）

NOTE

类别 5：沟通(Communication)

- 有沟通增进的趋势(Readiness for enhanced communication)
- 语言沟通障碍(Impaired verbal communication)

领域 6：自我感知(Self-perception)

类别 1：自我概念(Self-concept)

- 无望感(Hopelessness)
- 有希望增强的趋势(Readiness for enhanced hope)
- 有个人尊严受损的危险(Risk for compromised human dignity)
- 自我认同紊乱(Disturbed personal identity)
- 有自我认同紊乱的危险(Risk for disturbed personal identity)
- 有自我概念改善的趋势(Readiness for enhanced self-concept)

类别 2：自尊(Self-esteem)

- 长期低自尊(Chronic low self-esteem)
- 有长期低自尊的危险(Risk for chronic low self-esteem)
- 情境性低自尊(Situational low self-esteem)
- 有情境性低自尊的危险(Risk for situational low self-esteem)

类别 3：身体形象(Body image)

- 体像紊乱(Disturbed body image)

领域 7：角色关系(Role relationships)

类别 1：照顾者角色(Caregiving roles)

- 照顾者角色紧张(Caregiving roles)
- 有照顾者角色紧张的危险(Risk for caregiver role strain)
- 养育功能障碍(Impaired parenting)
- 有养育功能障碍的危险(Risk for impaired parenting)
- 有养育功能改善的趋势(Readiness for enhanced parenting)

类别 2：家庭关系(Family relationships)

- 有依附关系受损的危险(Risk for impaired attachment)
- 家庭运作过程失常(Dysfunctional family processes)
- 家庭运作过程改变(Interrupted family processes)
- 有家庭运作过程改善的趋势(Readiness for enhanced family processes)

类别 3：角色扮演(Role performance)

- 关系无效(Ineffective relationship)
- 有关系无效的危险(Risk for ineffective relationship)
- 有关系改善的趋势(Readiness for enhanced relationship)
- 父母角色冲突(Parental role conflict)
- 无效性角色行为(Ineffective role performance)
- 社会交往障碍(Impaired social interaction)

领域 8：性(Sexuality)

类别 1：性认同(Sexual identity)

类别 2：性功能(Sexual function)

- 性功能障碍(Sexual dysfunction)
- 性生活形态无效(Ineffective sexuality pattern)

NOTE

类型 3：生殖（Reproduction）

- 生育进程无效（Ineffective childbearing process）
- 有生育进程无效的危险（Risk for ineffective childbearing process）
- 有生育进程改善的趋势（Readiness for enhanced childbearing process）
- 有母体与胎儿双方受干扰的危险（Risk for disturbed maternal-fetal dyad）

领域 9：应对/应激耐受性（Coping/Stress tolerance）

类别 1：创伤后反应（Post-trauma responses）

- 有复杂性移民的危险（Risk for complicated immigration transition）
- 创伤后综合征（Post-trauma syndrome）
- 有创伤后综合征的危险（Risk for post-trauma syndrome）
- 强暴创伤综合征（Rape-trauma syndrome）
- 迁移应激综合征（Relocation stress syndrome）
- 有迁移应激综合征的危险（Risk for relocation stress syndrome）

类别 2：应对反应（Coping responses）

- 活动计划无效（Ineffective activity planning）
- 有活动计划无效的危险（Risk for ineffective activity planning）
- 焦虑（Anxiety）
- 防卫性应对（Defensive coping）
- 应对无效（Ineffective coping）
- 有应对改善的趋势（Readiness for enhanced coping）
- 社区应对无效（Ineffective community coping）
- 有社区应对改善的趋势（Readiness for enhanced community coping）
- 妥协性家庭应对（Compromised family coping）
- 无能性家庭应对（Disabled family coping）
- 有家庭应对改善的趋势（Readiness for enhanced family coping）
- 对死亡的焦虑（Death anxiety）
- 无效性否认（Ineffective denial）
- 恐惧（Fear）
- 悲伤（Grieving）
- 复杂性悲伤（Complicated grieving）
- 有复杂性悲伤的危险（Risk for complicated grieving）
- 情绪调控受损（Impaired mood regulation）
- 无能为力感（Powerlessness）
- 有无能为力感的危险（Risk for powerlessness）
- 有能力增强的趋势（Readiness for enhanced power）
- 恢复能力障碍（Impaired resilience）
- 有恢复能力障碍的危险（Risk for impaired resilience）
- 有恢复能力增强的趋势（Readiness for enhanced resilience）
- 持续性悲伤（Chronic sorrow）
- 压力负荷过重（Stress overload）

类别 3：神经行为压力（Neurobehavioral stress）

- 急性成瘾物质戒断综合征（Acute substance withdrawal syndrome）

NOTE

- 有急性成瘾物质戒断综合征的危险(Risk for acute substance withdrawal syndrome)
- 自主反射失调(Autonomic dysreflexia)
- 有自主反射失调的危险(Risk for autonomic dysreflexia)
- 颅内调适能力降低(Decreased intracranial adaptive capacity)
- 新生儿戒断综合征(Neonatal abstinence syndrome)
- 婴儿行为紊乱(Disorganized infant behaviour)
- 有婴儿行为紊乱的危险(Risk for disorganized infant behaviour)
- 有婴儿行为调节改善的趋势(Readiness for enhanced organized infant behavior)

领域 10：生活准则(Life principles)

类别 1：价值(Values)

类别 2：信念(Beliefs)

- 有精神安适增进的趋势(Readiness for enhanced spiritual well-being)

类别 3：价值/信念/行动一致性(Value/Belief/Action congruence)

- 有决策能力增强的趋势(Readiness for enhanced decision-making)
- 抉择冲突(Decisional conflict)
- 独立决策能力减弱(Impaired emancipated decision-making)
- 有独立决策能力减弱的危险(Risk for impaired emancipated decision-making)
- 有独立决策能力增强的趋势(Readiness for enhanced emancipated decision-making)
- 道德困扰(Moral distress)
- 宗教信仰减弱(Impaired religiosity)
- 有宗教信仰减弱的危险(Risk for impaired religiosity)
- 有宗教信仰增强的趋势(Readiness for enhanced religiosity)
- 精神困扰(Spiritual distress)
- 有精神困扰的危险(Risk for spiritual distress)

领域 11：安全/防护(Safety/Protection)

类别 1：感染(Infection)

- 有感染的危险(Risk for infection)
- 有手术部位感染的危险(Risk for surgical site infection)

类别 2：身体伤害(Physical injury)

- 清理呼吸道无效(Ineffective airway clearance)
- 有误吸的危险(Risk for aspiration)
- 有出血的危险(Risk for bleeding)
- 牙齿受损(Impaired dentition)
- 有干眼症的危险(Risk for dry eye)
- 有口干症的危险(Risk for dry mouth)
- 有跌倒的危险(Risk for falls)
- 有角膜受损的危险(Risk for corneal injury)
- 有受伤的危险(Risk for injury)
- 有尿道损伤的危险(Risk for urinary tract injury)
- 有手术期体位性损伤危险(Risk for perioperative positioning injury)
- 有热损伤的危险(Risk for thermal injury)
- 口腔黏膜完整性受损(Impaired oral mucous membrane integrity)

NOTE

- 有口腔黏膜完整性受损的危险（Risk for impaired oral mucous membrane integrity）
- 有外周神经血管功能障碍的危险（Risk for peripheral neurovascular dysfunction）
- 有身体创伤的危险（Risk for physical trauma）
- 有血管损伤的危险（Risk for vascular trauma）
- 有压疮的危险（Risk for pressure ulcer）
- 有休克的危险（Risk for shock）
- 皮肤完整性受损（Impaired skin integrity）
- 有皮肤完整性受损的危险（Risk for impaired skin integrity）
- 有婴儿猝死的危险（Risk for sudden infant death）
- 有窒息的危险（Risk for suffocation）
- 术后康复迟缓（Delayed surgical recovery）
- 有术后康复迟缓的危险（Risk for delayed surgical recovery）
- 组织完整性（Impaired tissue integrity）
- 有组织完整性受损的危险（Risk for impaired tissue integrity）
- 有静脉栓塞的危险（Risk for venous thromboembolism）

类别 3：暴力（Violence）

- 有女性割礼的危险（Risk for female genital mutilation）
- 有对他人施行暴力的危险（Risk for other-directed violence）
- 有对自己施行暴力的危险（Risk for self-directed violence）
- 自残（Self-mutilation）
- 有自残的危险（Risk for self-mutilation）
- 有自杀的危险（Risk for suicide）

类别 4：环境伤害（Environmental hazards）

- 受污染（Contamination）
- 有受污染的危险（Risk for contamination）
- 有职业伤害的危险（Risk for occupational injury）
- 有中毒的危险（Risk for poisoning）

类别 5：防卫过程（Defensive processes）

- 有碘造影剂不良反应的危险（Risk for adverse reaction to iodinated contrast media）
- 有过敏反应的危险（Risk for allergy reaction）
- 乳胶过敏反应（Latex allergy reaction）
- 有乳胶过敏反应的危险（Risk for latex allergy reaction）

类别 6：体温调节（Thermoregulation）

- 体温过高（Hyperthermia）
- 体温过低（Hypothermia）
- 有体温过低的危险（Risk for hypothermia）
- 有手术期体温过低的危险（Risk for perioperative hypothermia）
- 体温调节无效（Ineffective thermoregulation）
- 有体温调节无效的危险（Risk for ineffective thermoregulation）

领域 12：舒适（Comfort）

类别 1：身体舒适（Physical comfort）

- 舒适度减弱（Impaired comfort）

NOTE

· 有舒适增进的趋势(Readiness for enhanced comfort)

· 恶心(Nausea)

· 急性疼痛(Acute pain)

· 慢性疼痛(Chronic pain)

· 慢性疼痛综合征(Chronic pain syndrome)

· 分娩疼痛(Labor pain)

类别 2：环境舒适(Environmental comfort)

类别 3：社会舒适(Social comfort)

· 有孤独的危险(Risk for loneliness)

· 社交孤立(Social isolation)

领域 13：生长/发展(Growth/Development)

类别 1：生长(Growth)

类别 2：发展(Development)

· 有发育迟缓的危险(Risk for delayed development)

附录C 医疗事故处理条例

第一章 总 则

第一条 为了正确处理医疗事故,保护患者和医疗机构及其医务人员的合法权益,维护医疗秩序,保障医疗安全,促进医学科学的发展,制定本条例。

第二条 本条例所称医疗事故,是指医疗机构及其医务人员在医疗活动中,违反医疗卫生管理法律、行政法规、部门规章和诊疗护理规范、常规,过失造成患者人身损害的事故。

第三条 处理医疗事故,应当遵循公开、公平、公正、及时、便民的原则,坚持实事求是的科学态度,做到事实清楚、定性准确、责任明确、处理恰当。

第四条 根据对患者人身造成的损害程度,医疗事故分为四级:

一级医疗事故:造成患者死亡、重度残疾的;

二级医疗事故:造成患者中度残疾、器官组织损伤导致严重功能障碍的;

三级医疗事故:造成患者轻度残疾、器官组织损伤导致一般功能障碍的;

四级医疗事故:造成患者明显人身损害的其他后果的。

具体分级标准由国务院卫生行政部门制定。

第二章 医疗事故的预防与处置

第五条 医疗机构及其医务人员在医疗活动中,必须严格遵守医疗卫生管理法律、行政法规、部门规章和诊疗护理规范、常规,恪守医疗服务职业道德。

第六条 医疗机构应当对其医务人员进行医疗卫生管理法律、行政法规、部门规章和诊疗护理规范、常规的培训和医疗服务职业道德教育。

第七条 医疗机构应当设置医疗服务质量监控部门或者配备专(兼)职人员,具体负责监督本医疗机构的医务人员的医疗服务工作,检查医务人员执业情况,接受患者对医疗服务的投诉,向其提供咨询服务。

第八条 医疗机构应当按照国务院卫生行政部门规定的要求,书写并妥善保管病历资料。因抢救急危患者,未能及时书写病历的,有关医务人员应当在抢救结束后6小时内据实补记,并加以注明。

第九条 严禁涂改、伪造、隐匿、销毁或者抢夺病历资料。

第十条 患者有权复印或者复制其门诊病历、住院志、体温单、医嘱单、化验单(检验报告)、医学影像检查资料、特殊检查同意书、手术同意书、手术及麻醉记录单、病理资料、护理记录以及国务院卫生行政部门规定的其他病历资料。

患者依照前款规定要求复印或者复制病历资料的,医疗机构应当提供复印或者复制服务并在复印或者复制的病历资料上加盖证明印记。复印或者复制病历资料时,应当有患者在场。医疗机构应患者的要求,为其复印或者复制病历资料,可以按照规定收取工本费。具体收费标准由省、自治区、直辖市人民政府价格主管部门会同同级卫生行政部门规定。

第十一条 在医疗活动中,医疗机构及其医务人员应当将患者的病情、医疗措施、医疗风险等如实告知患者,及时解答其咨询;但是,应当避免对患者产生不利后果。

第十二条 医疗机构应当制定防范、处理医疗事故的预案,预防医疗事故的发生,减轻医疗事故的损害。

NOTE

第十三条 医务人员在医疗活动中发生或者发现医疗事故、可能引起医疗事故的医疗过失行为或者发生医疗事故争议的,应当立即向所在科室负责人报告,科室负责人应当及时向本医疗机构负责医疗服务质量监控的部门或者专(兼)职人员报告;负责医疗服务质量监控的部门或者专(兼)职人员接到报告后,应当立即进行调查、核实,将有关情况如实向本医疗机构的负责人报告,并向患者通报、解释。

第十四条 发生医疗事故的,医疗机构应当按照规定向所在地卫生行政部门报告。

发生下列重大医疗过失行为的,医疗机构应当在 12 小时内向所在地卫生行政部门报告:

(一)导致患者死亡或者可能为二级以上的医疗事故;

(二)导致 3 人以上人身损害后果;

(三)国务院卫生行政部门和省、自治区、直辖市人民政府卫生行政部门规定的其他情形。

第十五条 发生或者发现医疗过失行为,医疗机构及其医务人员应当立即采取有效措施,避免或者减轻对患者身体健康的损害,防止损害扩大。

第十六条 发生医疗事故争议时,死亡病例讨论记录、疑难病例讨论记录、上级医师查房记录、会诊意见、病程记录应当在医患双方在场的情况下封存和启封。封存的病历资料可以是复印件,由医疗机构保管。

第十七条 疑似输液、输血、注射、药物等引起不良后果的,医患双方应当共同对现场实物进行封存和启封,封存的现场实物由医疗机构保管;需要检验的,应当由双方共同指定的、依法具有检验资格的检验机构进行检验;双方无法共同指定时,由卫生行政部门指定。疑似输血引起不良后果,需要对血液进行封存保留的,医疗机构应当通知提供该血液的采供血机构派员到场。

第十八条 患者死亡,医患双方当事人不能确定死因或者对死因有异议的,应当在患者死亡后 48 小时内进行尸检;具备尸体冻存条件的,可以延长至 7 日。尸检应当经死者近亲属同意并签字。尸检应当由按照国家有关规定取得相应资格的机构和病理解剖专业技术人员进行。承担尸检任务的机构和病理解剖专业技术人员有进行尸检的义务。

医疗事故争议双方当事人可以请法医病理学人员参加尸检,也可以委派代表观察尸检过程。拒绝或者拖延尸检,超过规定时间,影响对死因判定的,由拒绝或者拖延的一方承担责任。

第十九条 患者在医疗机构内死亡的,尸体应当立即移放太平间。死者尸体存放时间一般不得超过 2 周。逾期不处理的尸体,经医疗机构所在地卫生行政部门批准,并报经同级公安部门备案后,由医疗机构按照规定进行处理。

第三章　医疗事故的技术鉴定

第二十条 卫生行政部门接到医疗机构关于重大医疗过失行为的报告或者医疗事故争议当事人要求处理医疗事故争议的申请后,对需要进行医疗事故技术鉴定的,应当交由负责医疗事故技术鉴定工作的医学会组织鉴定;医患双方协商解决医疗事故争议,需要进行医疗事故技术鉴定的,由双方当事人共同委托负责医疗事故技术鉴定工作的医学会组织鉴定。

第二十一条 设区的市级地方医学会和省、自治区、直辖市直接管辖的县(市)地方医学会负责组织首次医疗事故技术鉴定工作。省、自治区、直辖市地方医学会负责组织再次鉴定工作。必要时,中华医学会可以组织疑难、复杂并在全国有重大影响的医疗事故争议的技术鉴定工作。

第二十二条 当事人对首次医疗事故技术鉴定结论不服的,可以自收到首次鉴定结论之日起 15 日内向医疗机构所在地卫生行政部门提出再次鉴定的申请。

第二十三条 负责组织医疗事故技术鉴定工作的医学会应当建立专家库。专家库由具备下列条件的医疗卫生专业技术人员组成:

（一）有良好的业务素质和执业品德；

（二）受聘于医疗卫生机构或者医学教学、科研机构并担任相应专业高级技术职务3年以上。符合前款第（一）项规定条件并具备高级技术任职资格的法医可以受聘进入专家库。

负责组织医疗事故技术鉴定工作的医学会依照本条例规定聘请医疗卫生专业技术人员和法医进入专家库，可以不受行政区域的限制。

第二十四条 医疗事故技术鉴定，由负责组织医疗事故技术鉴定工作的医学会组织专家鉴定组进行。

参加医疗事故技术鉴定的相关专业的专家，由医患双方在医学会主持下从专家库中随机抽取。在特殊情况下，医学会根据医疗事故技术鉴定工作的需要，可以组织医患双方在其他医学会建立的专家库中随机抽取相关专业的专家参加鉴定或者函件咨询。

符合本条例第二十三条规定条件的医疗卫生专业技术人员和法医有义务受聘进入专家库，并承担医疗事故技术鉴定工作。

第二十五条 专家鉴定组进行医疗事故技术鉴定，实行合议制。专家鉴定组人数为单数，涉及的主要学科的专家一般不得少于鉴定组成员的二分之一；涉及死因、伤残等级鉴定的，并应当从专家库中随机抽取法医参加专家鉴定组。

第二十六条 专家鉴定组成员有下列情形之一的，应当回避，当事人也可以以口头或者书面的方式申请其回避：

（一）是医疗事故争议当事人或者当事人的近亲属的；

（二）与医疗事故争议有利害关系的；

（三）与医疗事故争议当事人有其他关系，可能影响公正鉴定的。

第二十七条 专家鉴定组依照医疗卫生管理法律、行政法规、部门规章和诊疗护理规范、常规，运用医学科学原理和专业知识，独立进行医疗事故技术鉴定，对医疗事故进行鉴别和判定，为处理医疗事故争议提供医学依据。

任何单位或者个人不得干扰医疗事故技术鉴定工作，不得威胁、利诱、辱骂、殴打专家鉴定组成员。

专家鉴定组成员不得接受双方当事人的财物或者其他利益。

第二十八条 负责组织医疗事故技术鉴定工作的医学会应当自受理医疗事故技术鉴定之日起5日内通知医疗事故争议双方当事人提交进行医疗事故技术鉴定所需的材料。

当事人应当自收到医学会的通知之日起10日内提交有关医疗事故技术鉴定的材料、书面陈述及答辩。医疗机构提交的有关医疗事故技术鉴定的材料应当包括下列内容：

（一）住院患者的病程记录、死亡病例讨论记录、疑难病例讨论记录、会诊意见、上级医师查房记录等病历资料原件；

（二）住院患者的住院志、体温单、医嘱单、化验单（检验报告）、医学影像检查资料、特殊检查同意书、手术同意书、手术及麻醉记录单、病理资料、护理记录等病历资料原件；

（三）抢救急危患者，在规定时间内补记的病历资料原件；

（四）封存保留的输液、注射用物品和血液、药物等实物，或者依法具有检验资格的检验机构对这些物品、实物做出的检验报告；

（五）与医疗事故技术鉴定有关的其他材料。

在医疗机构建有病历档案的门诊、急诊患者，其病历资料由医疗机构提供；没有在医疗机构建立病历档案的，由患者提供。

医患双方应当依照本条例的规定提交相关材料。医疗机构无正当理由未依照本条例的规定如实提供相关材料，导致医疗事故技术鉴定不能进行的，应当承担责任。

第二十九条　负责组织医疗事故技术鉴定工作的医学会应当自接到当事人提交的有关医疗事故技术鉴定的材料、书面陈述及答辩之日起 45 日内组织鉴定并出具医疗事故技术鉴定书。

负责组织医疗事故技术鉴定工作的医学会可以向双方当事人调查取证。

第三十条　专家鉴定组应当认真审查双方当事人提交的材料，听取双方当事人的陈述及答辩并进行核实。

双方当事人应当按照本条例的规定如实提交进行医疗事故技术鉴定所需要的材料，并积极配合调查。当事人任何一方不予配合，影响医疗事故技术鉴定的，由不予配合的一方承担责任。

第三十一条　专家鉴定组应当在事实清楚、证据确凿的基础上，综合分析患者的病情和个体差异，做出鉴定结论，并制作医疗事故技术鉴定书。鉴定结论以专家鉴定组成员的过半数通过。鉴定过程应当如实记载。

医疗事故技术鉴定书应当包括下列主要内容：

（一）双方当事人的基本情况及要求；

（二）当事人提交的材料和负责组织医疗事故技术鉴定工作的医学会的调查材料；

（三）对鉴定过程的说明；

（四）医疗行为是否违反医疗卫生管理法律、行政法规、部门规章和诊疗护理规范、常规；

（五）医疗过失行为与人身损害后果之间是否存在因果关系；

（六）医疗过失行为在医疗事故损害后果中的责任程度；

（七）医疗事故等级；

（八）对医疗事故患者的医疗护理医学建议。

第三十二条　医疗事故技术鉴定办法由国务院卫生行政部门制定。

第三十三条　有下列情形之一的，不属于医疗事故：

（一）在紧急情况下为抢救垂危患者生命而采取紧急医学措施造成不良后果的；

（二）在医疗活动中由于患者病情异常或者患者体质特殊而发生医疗意外的；

（三）在现有医学科学技术条件下，发生无法预料或者不能防范的不良后果的；

（四）无过错输血感染造成不良后果的；

（五）因患方原因延误诊疗导致不良后果的；

（六）因不可抗力造成不良后果的。

第三十四条　医疗事故技术鉴定，可以收取鉴定费用。经鉴定，属于医疗事故的，鉴定费用由医疗机构支付；不属于医疗事故的，鉴定费用由提出医疗事故处理申请的一方支付。鉴定费用标准由省、自治区、直辖市人民政府价格主管部门会同同级财政部门、卫生行政部门规定。

第四章　医疗事故的行政处理与监督

第三十五条　卫生行政部门应当依照本条例和有关法律、行政法规、部门规章的规定，对发生医疗事故的医疗机构和医务人员做出行政处理。

第三十六条　卫生行政部门接到医疗机构关于重大医疗过失行为的报告后，除责令医疗机构及时采取必要的医疗救治措施，防止损害后果扩大外，应当组织调查，判定是否属于医疗事故；对不能判定是否属于医疗事故的，应当依照本条例的有关规定交由负责医疗事故技术鉴定工作的医学会组织鉴定。

第三十七条　发生医疗事故争议，当事人申请卫生行政部门处理的，应当提出书面申请。申请书应当载明申请人的基本情况、有关事实、具体请求及理由等。

当事人自知道或者应当知道其身体健康受到损害之日起 1 年内，可以向卫生行政部门提出医疗事故争议处理申请。

第三十八条 发生医疗事故争议,当事人申请卫生行政部门处理的,由医疗机构所在地的县级人民政府卫生行政部门受理。医疗机构所在地是直辖市的,由医疗机构所在地的区、县人民政府卫生行政部门受理。

有下列情形之一的,县级人民政府卫生行政部门应当自接到医疗机构的报告或者当事人提出医疗事故争议处理申请之日起7日内移送上一级人民政府卫生行政部门处理:

(一)患者死亡;

(二)可能为二级以上的医疗事故;

(三)国务院卫生行政部门和省、自治区、直辖市人民政府卫生行政部门规定的其他情形。

第三十九条 卫生行政部门应当自收到医疗事故争议处理申请之日起10日内进行审查,做出是否受理的决定。对符合本条例规定,予以受理,需要进行医疗事故技术鉴定的,应当自做出受理决定之日起5日内将有关材料交由负责医疗事故技术鉴定工作的医学会组织鉴定并书面通知申请人;对不符合本条例规定,不予受理的,应当书面通知申请人并说明理由。

当事人对首次医疗事故技术鉴定结论有异议,申请再次鉴定的,卫生行政部门应当自收到申请之日起7日内交由省、自治区、直辖市地方医学会组织再次鉴定。

第四十条 当事人既向卫生行政部门提出医疗事故争议处理申请,又向人民法院提起诉讼的,卫生行政部门不予受理;卫生行政部门已经受理的,应当终止处理。

第四十一条 卫生行政部门收到负责组织医疗事故技术鉴定工作的医学会出具的医疗事故技术鉴定书后,应当对参加鉴定的人员资格和专业类别、鉴定程序进行审核;必要时,可以组织调查,听取医疗事故争议双方当事人的意见。

第四十二条 卫生行政部门经审核,对符合本条例规定做出的医疗事故技术鉴定结论,应当作为对发生医疗事故的医疗机构和医务人员做出行政处理以及进行医疗事故赔偿调解的依据;经审核,发现医疗事故技术鉴定不符合本条例规定的,应当要求重新鉴定。

第四十三条 医疗事故争议由双方当事人自行协商解决的,医疗机构应当自协商解决之日起7日内向所在地卫生行政部门做出书面报告,并附具协议书。

第四十四条 医疗事故争议经人民法院调解或者判决解决的,医疗机构应当自收到生效的人民法院的调解书或者判决书之日起7日内向所在地卫生行政部门做出书面报告,并附具调解书或者判决书。

第四十五条 县级以上地方人民政府卫生行政部门应当按照规定逐级将当地发生的医疗事故以及依法对发生医疗事故的医疗机构和医务人员做出行政处理的情况,上报国务院卫生行政部门。

第五章　医疗事故的赔偿

第四十六条 发生医疗事故的赔偿等民事责任争议,医患双方可以协商解决;不愿意协商或者协商不成的,当事人可以向卫生行政部门提出调解申请,也可以直接向人民法院提起民事诉讼。

第四十七条 双方当事人协商解决医疗事故的赔偿等民事责任争议的,应当制作协议书。协议书应当载明双方当事人的基本情况和医疗事故的原因、双方当事人共同认定的医疗事故等级以及协商确定的赔偿数额等,并由双方当事人在协议书上签名。

第四十八条 已确定为医疗事故的,卫生行政部门应医疗事故争议双方当事人请求,可以进行医疗事故赔偿调解。调解时,应当遵循当事人双方自愿原则,并应当依据本条例的规定计算赔偿数额。

经调解,双方当事人就赔偿数额达成协议的,制作调解书,双方当事人应当履行;调解不成

NOTE

或者经调解达成协议后一方反悔的,卫生行政部门不再调解。

第四十九条 医疗事故赔偿,应当考虑下列因素,确定具体赔偿数额:

(一)医疗事故等级;

(二)医疗过失行为在医疗事故损害后果中的责任程度;

(三)医疗事故损害后果与患者原有疾病状况之间的关系。

不属于医疗事故的,医疗机构不承担赔偿责任。

第五十条 医疗事故赔偿,按照下列项目和标准计算:

(一)医疗费:按照医疗事故对患者造成的人身损害进行治疗所发生的医疗费用计算,凭据支付,但不包括原发病医疗费用。结案后确实需要继续治疗的,按照基本医疗费用支付。

(二)误工费:患者有固定收入的,按照本人因误工减少的固定收入计算,对收入高于医疗事故发生地上一年度职工年平均工资3倍以上的,按照3倍计算;无固定收入的,按照医疗事故发生地上一年度职工年平均工资计算。

(三)住院伙食补助费:按照医疗事故发生地国家机关一般工作人员的出差伙食补助标准计算。

(四)陪护费:患者住院期间需要专人陪护的,按照医疗事故发生地上一年度职工年平均工资计算。

(五)残疾生活补助费:根据伤残等级,按照医疗事故发生地居民年平均生活费计算,自定残之月起最长赔偿30年;但是,60周岁以上的,不超过15年;70周岁以上的,不超过5年。

(六)残疾用具费:因残疾需要配置补偿功能器具的,凭医疗机构证明,按照普及型器具的费用计算。

(七)丧葬费:按照医疗事故发生地规定的丧葬费补助标准计算。

(八)被扶养人生活费:以死者生前或者残疾者丧失劳动能力前实际扶养且没有劳动能力的人为限,按照其户籍所在地或者居住地居民最低生活保障标准计算。对不满16周岁的,扶养到16周岁。对年满16周岁但无劳动能力的,扶养20年;但是,60周岁以上的,不超过15年;70周岁以上的,不超过5年。

(九)交通费:按照患者实际必需的交通费用计算,凭据支付。

(十)住宿费:按照医疗事故发生地国家机关一般工作人员的出差住宿补助标准计算,凭据支付。

(十一)精神损害抚慰金:按照医疗事故发生地居民年平均生活费计算。造成患者死亡的,赔偿年限最长不超过6年;造成患者残疾的,赔偿年限最长不超过3年。

第五十一条 参加医疗事故处理的患者近亲属所需交通费、误工费、住宿费,参照本条例第五十条的有关规定计算,计算费用的人数不超过2人。

医疗事故造成患者死亡的,参加丧葬活动的患者的配偶和直系亲属所需交通费、误工费、住宿费,参照本条例第五十条的有关规定计算,计算费用的人数不超过2人。

第五十二条 医疗事故赔偿费用,实行一次性结算,由承担医疗事故责任的医疗机构支付。

第六章 罚 则

第五十三条 卫生行政部门的工作人员在处理医疗事故过程中违反本条例的规定,利用职务上的便利收受他人财物或者其他利益,滥用职权,玩忽职守,或者发现违法行为不予查处,造成严重后果的,依照刑法关于受贿罪、滥用职权罪、玩忽职守罪或者其他有关罪的规定,依法追究刑事责任;尚不够刑事处罚的,依法给予降级或者撤职的行政处分。

第五十四条　卫生行政部门违反本条例的规定,有下列情形之一的,由上级卫生行政部门给予警告并责令限期改正;情节严重的,对负有责任的主管人员和其他直接责任人员依法给予行政处分:

(一)接到医疗机构关于重大医疗过失行为的报告后,未及时组织调查的;

(二)接到医疗事故争议处理申请后,未在规定时间内审查或者移送上一级人民政府卫生行政部门处理的;

(三)未将应当进行医疗事故技术鉴定的重大医疗过失行为或者医疗事故争议移交医学会组织鉴定的;

(四)未按照规定逐级将当地发生的医疗事故以及依法对发生医疗事故的医疗机构和医务人员的行政处理情况上报的;

(五)未依照本条例规定审核医疗事故技术鉴定书的。

第五十五条　医疗机构发生医疗事故的,由卫生行政部门根据医疗事故等级和情节,给予警告;情节严重的,责令限期停业整顿直至由原发证部门吊销执业许可证,对负有责任的医务人员依照刑法关于医疗事故罪的规定,依法追究刑事责任;尚不够刑事处罚的,依法给予行政处分或者纪律处分。

对发生医疗事故的有关医务人员,除依照前款处罚外,卫生行政部门并可以责令暂停6个月以上1年以下执业活动;情节严重的,吊销其执业证书。

第五十六条　医疗机构违反本条例的规定,有下列情形之一的,由卫生行政部门责令改正;情节严重的,对负有责任的主管人员和其他直接责任人员依法给予行政处分或者纪律处分:

(一)未如实告知患者病情、医疗措施和医疗风险的;

(二)没有正当理由,拒绝为患者提供复印或者复制病历资料服务的;

(三)未按照国务院卫生行政部门规定的要求书写和妥善保管病历资料的;

(四)未在规定时间内补记抢救工作病历内容的;

(五)未按照本条例的规定封存、保管和启封病历资料和实物的;

(六)未设置医疗服务质量监控部门或者配备专(兼)职人员的;

(七)未制定有关医疗事故防范和处理预案的;

(八)未在规定时间内向卫生行政部门报告重大医疗过失行为的;

(九)未按照本条例的规定向卫生行政部门报告医疗事故的;

(十)未按照规定进行尸检和保存、处理尸体的。

第五十七条　参加医疗事故技术鉴定工作的人员违反本条例的规定,接受申请鉴定双方或者一方当事人的财物或者其他利益,出具虚假医疗事故技术鉴定书,造成严重后果的,依照刑法关于受贿罪的规定,依法追究刑事责任;尚不够刑事处罚的,由原发证部门吊销其执业证书或者资格证书。

第五十八条　医疗机构或者其他有关机构违反本条例的规定,有下列情形之一的,由卫生行政部门责令改正,给予警告;对负有责任的主管人员和其他直接责任人员依法给予行政处分或者纪律处分;情节严重的,由原发证部门吊销其执业证书或者资格证书:

(一)承担尸检任务的机构没有正当理由,拒绝进行尸检的;

(二)涂改、伪造、隐匿、销毁病历资料的。

第五十九条　以医疗事故为由,寻衅滋事、抢夺病历资料,扰乱医疗机构正常医疗秩序和医疗事故技术鉴定工作,依照刑法关于扰乱社会秩序罪的规定,依法追究刑事责任;尚不够刑事处罚的,依法给予治安管理处罚。

NOTE

第七章　附　则

第六十条　本条例所称医疗机构,是指依照《医疗机构管理条例》的规定取得医疗机构执业许可证的机构。

县级以上城市从事计划生育技术服务的机构依照《计划生育技术服务管理条例》的规定开展与计划生育有关的临床医疗服务,发生的计划生育技术服务事故,依照本条例的有关规定处理;但是,其中不属于医疗机构的县级以上城市从事计划生育技术服务的机构发生的计划生育技术服务事故,由计划生育行政部门行使依照本条例有关规定由卫生行政部门承担的受理、交由负责医疗事故技术鉴定工作的医学会组织鉴定和赔偿调解的职能;对发生计划生育技术服务事故的该机构及其有关责任人员,依法进行处理。

第六十一条　非法行医,造成患者人身损害,不属于医疗事故,触犯刑律的,依法追究刑事责任;有关赔偿,由受害人直接向人民法院提起诉讼。

第六十二条　军队医疗机构的医疗事故处理办法,由中国人民解放军卫生主管部门会同国务院卫生行政部门依据本条例制定。

第六十三条　本条例自 2002 年 9 月 1 日起施行。1987 年 6 月 29 日国务院发布的《医疗事故处理办法》同时废止。本条例施行前已经处理结案的医疗事故争议,不再重新处理。

参 考 文 献

［1］ 陈晓霞,曾冬阳.护理学导论［M］.2 版.北京:人民卫生出版社,2017.

［2］ 范定玉.护患关系的影响因素及应对措施的研究进展［J］.中国医药指南,2012,10(33):440-442.

［3］ 姜安丽.新编护理学基础［M］.2 版.北京:人民卫生出版社,2013.

［4］ 李丽娟,邢爱红.护理学导论［M］.北京:高等教育出版社,2015.

［5］ 李小妹,冯先琼.护理学导论［M］.4 版.北京:人民卫生出版社,2017.

［6］ 李晓松,章晓幸.护理学导论［M］.4 版.北京:人民卫生出版社,2018.

［7］ 穆欣,马小琴.护理学导论［M］.4 版.北京:中国中医药出版社,2021.

［8］ 宋翔鸾,颜琬华.不同视角下护患关系紧张的认知调查及对策［J］.解放军护理杂志,2017,34(14):33-36.

［9］ 王惠珍.临床护理教学技能［M］.广州:暨南大学出版社,2011.

［10］ 王燕.护理礼仪与人际沟通［M］.2 版.北京:人民军医出版社,2015.

［11］ 殷磊.护理学基础［M］.3 版.北京:人民卫生出版社,2002.

［12］ 邹金梅.护理学基础［M］.2 版.南京:南京大学出版社,2010.

NOTE